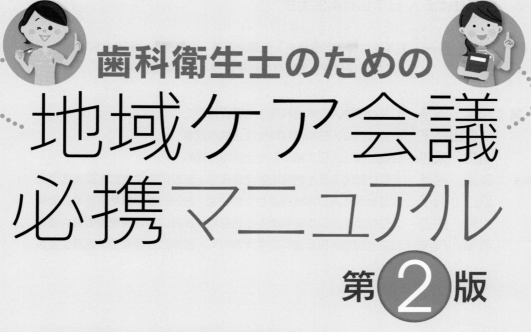

歯科衛生士のための
地域ケア会議
必携マニュアル
第2版

監修　公益社団法人 日本歯科衛生士会

編集主幹　秋野憲一　前厚生労働省老健局老人保健課医療・介護連携技術推進官/
　　　　　　　　　　札幌市保健福祉局保健所母子保健・歯科保健担当部長

編　著　武井典子　公益社団法人日本歯科衛生士会会長

　　　　久保山裕子　公益社団法人日本歯科衛生士会常務理事

　　　　山口朱見　公益社団法人日本歯科衛生士会常務理事

著　　　篠原弓月　公益社団法人日本歯科衛生士会
　　　　　　　　　　在宅・施設口腔健康管理委員会委員

　　　　原口公子　公益社団法人日本歯科衛生士会
　　　　　　　　　　在宅・施設口腔健康管理委員会委員

　　　　松尾由香　公益社団法人日本歯科衛生士会
　　　　　　　　　　在宅・施設口腔健康管理委員会委員

　　　　吉澤茂美　公益社団法人日本歯科衛生士会
　　　　　　　　　　在宅・施設口腔健康管理委員会委員

Training Program

Community-based Comprehensive Care System

Case & Advice

Effecting Advice（Exercise）

Community Care Conference Manual for Dental Hyg

医歯薬出版株式会社

●監　　修：公益社団法人 日本歯科衛生士会

●編集主幹：秋野　憲一　前厚生労働省老健局老人保健課医療・介護連携技術推進官
　　　　　　　　　　　　／札幌市保健福祉局保健所母子保健・歯科保健担当部長

●編　　著：武井　典子　公益社団法人日本歯科衛生士会会長
　　　　　　久保山裕子　公益社団法人日本歯科衛生士会常務理事
　　　　　　山口　朱見　公益社団法人日本歯科衛生士会常務理事
●著（五十音順）：篠原　弓月　公益社団法人日本歯科衛生士会在宅・施設口腔健康管理委員会委員
　　　　　　　　原口　公子　公益社団法人日本歯科衛生士会在宅・施設口腔健康管理委員会委員
　　　　　　　　松尾　由香　公益社団法人日本歯科衛生士会在宅・施設口腔健康管理委員会委員
　　　　　　　　吉澤　茂美　公益社団法人日本歯科衛生士会在宅・施設口腔健康管理委員会委員

This book was originally published in Japanese
under the title of :

SHIKAEISEISHI-NOTAMENO CHIIKI KEA KAIGI HIKKEI MANYUARU
(The Manual for Community Care Conference for Dental Hygienists)

General Editor :
Japan Dental Hygienist's Association

Chief Editor :
KENICHI, Akino

　Senior Specialist for Health Care and Long-term Care Integration
　Division of the Health for the Elderly
　Health and Welfare Bureau for the Elderly
　Ministry of Health, Labour and Welfare
/Director
Maternal & Child Health, Dental Health Public Health Office
Health & Welfare Bureau
City of Sapporo

© 2017 1st ed.
© 2021 2nd ed.

ISHIYAKU PUBLISHERS, INC.
　7-10, Honkomagome 1 chome, Bunkyo-ku,
　Tokyo 113-8612, Japan

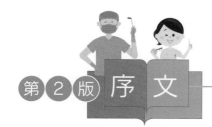

第2版 序文

　超高齢社会の進展に伴い地域包括ケアシステムが推進されるなか，高齢者の口から食べる機能の維持・管理がシームレスに必要とされています．歯科医療従事者，とくに口腔健康管理を担当する歯科衛生士の役割は高まっています．

　医科歯科連携と在宅医療の拡充のなか口腔の問題はより日常の高齢者の健康ニーズに直結する問題としてクローズアップされるようになっています．地域ケア会議に参画できる歯科衛生士の養成が唱えられてから数年経過し，さらに広範囲で深化した問題にも対応できる歯科衛生士が現場から求められるようになりました．今後ますます確かな実践に基づき現場で成果を出す必要があるなか，学ぶためのマニュアルも現場の進展とともに拡充していくことが必要となります．

　日本歯科衛生士会では，4年前に喫緊の対応としてマニュアルを発行しましたが，この間の経過も踏まえ，本書ではさらに発展した内容を取り込み，具体的な症例を追加して，より実践的な内容として構成しています．代表的な疾患の基礎知識を網羅し，歯科衛生士として注目すべき口腔の問題についてクローズアップするとともに，各資料をもとに何を助言すべきかのアドバイスを詳述しています．各職種からの助言内容も地域ケア会議に参加する歯科衛生士が多職種の性質を理解する手助けになるように，まとめて詳しく示しています．また，巻末には演習や資料も掲載し，歯科衛生士の研修にすぐに使用できるものとなっています．

　的確な助言を行うことができる歯科衛生士が多く世に出て活躍できるよう本書が役立つことを願ってやみません．

2021年5月　　　　　　　　　　**公益社団法人日本歯科衛生士会**

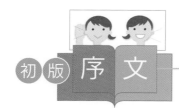

初版 序文

　超高齢社会を迎え，厚生労働省は，2025 年を目途に，高齢者の尊厳の保持と自立生活の支援を目的に，可能な限り住み慣れた地域で，自分らしい暮らしを人生の最期まで続けることができるよう，地域における包括的な支援・サービス提供体制，すなわち地域包括ケアシステムの構築を推進しています．このような中，在宅療養者・要介護高齢者等の口から食べる機能を維持し，低栄養や誤嚥性肺炎を予防するなど，口腔健康管理を担当する歯科衛生士の役割に期待が高まっております．また，介護予防における口腔機能向上の推進が求められており，地域ケア会議等において高齢者の歯科医療および口腔の健康ニーズを把握し，サービス提供に繋げる等，多職種連携における支援の重要性が高まっています．

　地域ケア会議は，高齢者個人に対する支援の充実とそれを支える社会基盤の整備とを同時に進め，地域における個別課題の解決を通して地域包括ケアシステムの実現につなげる重要な情報共有の場です．

　介護予防のための地域ケア会議では，自立支援・介護予防の観点をふまえて地域ケア個別会議を活用し「要支援者等の生活行為の課題の解決等，状態の改善に導き，自立を促すこと」ひいては「高齢者の QOL の向上」を目指すことが大切です．そして，地域ケア会議における専門職（助言者）の役割は，助言者として対象者のニーズや生活行為の課題をふまえ，自立に資する助言をすることが求められており，多職種の視点に立って事例の課題をとらえ，その解決にあたることが極めて重要となります．

　現状では，市町村や地域包括支援センターにおける介護予防のための地域ケア会議が活発に実施されているのは一部の地域に限られています．しかし，介護予防のための地域ケア会議によって，多くの高齢者の QOL が向上するという成果が，厚生労働省の介護予防活動普及展開事業や市町村・地域包括支援センターの取組み等により確認されております．

　そこで，日本歯科衛生士会では，歯科衛生士が積極的に地域ケア会議に参画できるよう，本マニュアルを企画いたしました．本マニュアルは，地域ケア会議の理解のための背景，概要を示し，会議の実際の流れ，助言内容を模した具体例をあげ，即会議に役立つような構成となっています．また地域での歯科衛生士の研修にすぐに使用できる演習や資料も掲載し，人材育成のテキストとしても使用できる内容になっています．

　口腔に関する的確な助言を行うことができる歯科衛生士の育成に本書が役立ち，多くの歯科衛生士が地域で活躍し，ますます社会から求められることを願ってやみません．

2017 年 10 月　　　　　　　　　　公益社団法人日本歯科衛生士会

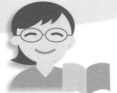

Community Care Conference
Manual for Dental Hygienist 2nd.

歯科衛生士のための 地域ケア会議必携マニュアル 第**2**版

CONTENTS

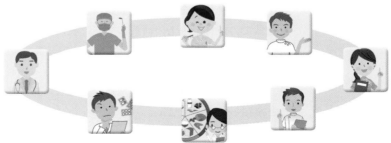

本書の使い方

1) 地域ケア会議にこれから参加する歯科衛生士に

地域ケア会議に参加するために，資料をどのように読み解くか，そこから考えられる歯科的課題，助言内容などをまとめています．助言をする時の参考としてお使いください．

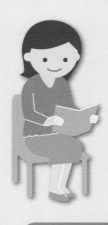

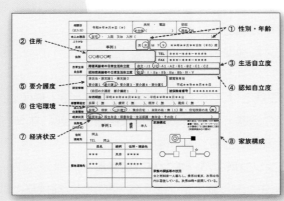

2) 地域ケア会議に参加している歯科衛生士に

すでに地域ケア会議に参加している方も，助言のスキルアップのためにお使いください．
疾患別に助言例をあげています．予後予測も含めて参考にしてください．

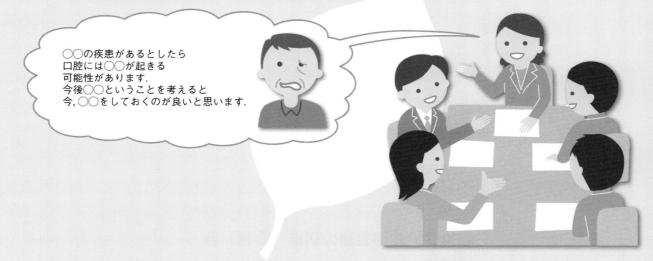

○○の疾患があるとしたら
口腔には○○が起きる
可能性があります．
今後○○ということを考えると
今，○○をしておくのが良いと思います．

3) 地域で連携業務をしている歯科衛生士に

地域包括ケアシステムの中で，病院から居宅や施設へ，また歯科診療所へとさまざまな連携が求められています．疾患をもつ方や要介護の方にどのような歯科的課題があるか参考にしてください．

本書では，歯科からのコメントをわかりやすくまとめています．他の専門職の視点も掲載していますので多職種連携研修会などで役立ててください．

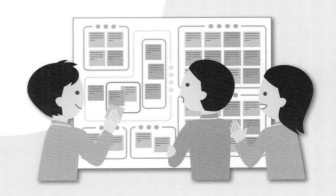

4) 歯科診療所に勤務している歯科衛生士に

地域ケア会議では，歯科受診を勧める事例が多くあります．助言を受けた人が受診することを考えると，歯科診療所で同じように口腔衛生や口腔機能について対応できることが大切です．本書を参考に患者さんの口腔の健康を守りましょう．

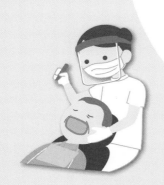

Community
Care
Conference
Manual
for
Dental
Hygienist
2nd.

Training
Program

Community-based
Comprehensive
Care System

Case
&
Advice

Effecting
Advice

Effecting
Advice
(Exercise)

Community Care Conference Manual for Dental Hygienist 2nd.

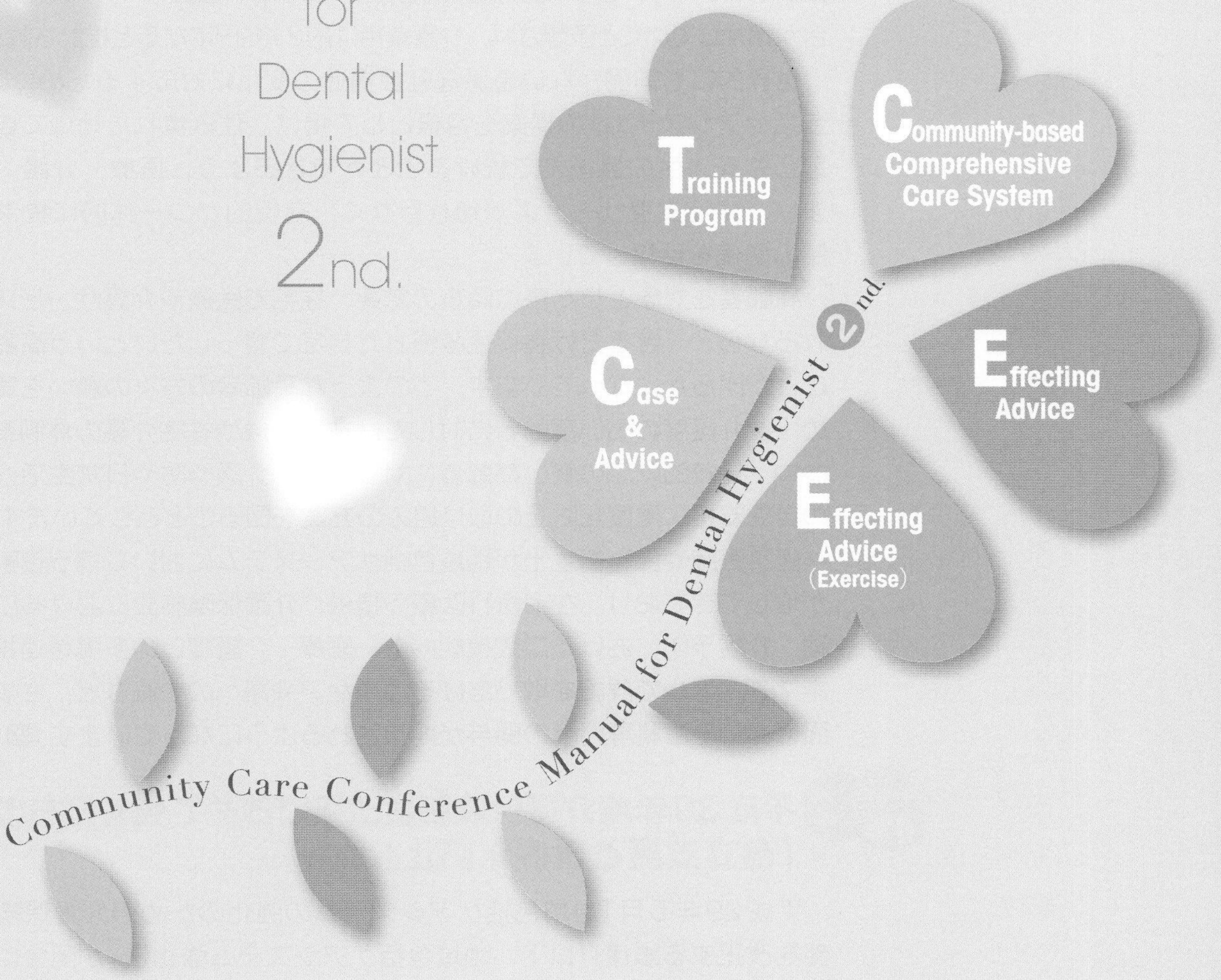

第1章 地域包括ケアシステムと地域ケア会議

1 地域包括ケアシステム

　団塊の世代が75歳以上となる2025年には，およそ5.5人に1人が75歳以上高齢者となり，さらに認知症の高齢者の割合や単独世帯・夫婦だけの世帯の割合が増加していくと予想され，介護費用は約21兆円になると推計されています.

　世界的にも前例がない急激な社会構造の変化に対応するため，国は「地域包括ケアシステム」の構築を目標として掲げ，住み慣れた地域で自分らしい暮らしを人生の最後まで続けることができるよう，医療，介護，予防，住まい，生活支援サービスが切れ目なく，有機的かつ一体的に提供される体制の整備を目指しています.

　高齢者を対象とした意識調査の結果，在宅で医療や介護サービスが受けられるなら，できるだけ長く住み慣れた自宅で暮らしたいという高齢者が多いことが明らかになっています. このような高齢者の方々の願いを実現するため，要介護度の高い高齢者に対しては在宅医療や在宅介護の体制整備を図りつつ，比較的状態の軽い高齢者に対しては，介護予防や日常生活への支援等の自立支援・重度化防止の取り組みの充実を図ることとしています.

　歯科医師や歯科衛生士が地域包括ケアシステムにおいて担う役割も重要性が増してきており，在宅歯科医療の提供，介護保険施設における口腔衛生管理，介護予防における口腔機能向上，医療・介護職との多職種連携，そして本マニュアルで詳細を取りあげる地域ケア会議への参画など，さまざまな場面において歯科専門職の関与が期待されるようになっています（**図1**）.

2 平成30年度介護保険制度改正で改めて強く打ち出された「自立支援と重度化防止」

　平成29年5月「地域包括ケアシステムの強化のための介護保険法等の一部を改正する法律」（以下，地域包括ケアシステム強化法）が国会において成立しました.

　この地域包括ケアシステム強化法においては，地域包括ケアシステムの深化・推進の取り組みの柱として，「高齢者の自立支援と要介護状態の重度化防止に向けた保険者（市町村）機能の強化」が掲げられています.

　自立支援と重度化防止は，介護保険制度の創設当初から掲げられていた基本的な理念ですが，地域包括ケアシステムの構築を図るうえでいっそうの取り組みの強化が必要であることを改めて打ち出し，保険者である市町村に対し自立支援や介護予防の取り組みのさらなる強化を求めるとともに，

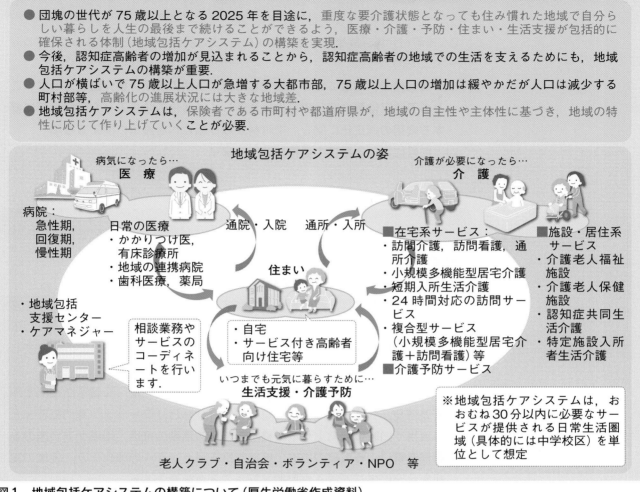

地域包括ケアシステムの構築について

● 団塊の世代が75歳以上となる2025年を目途に，重度な要介護状態となっても住み慣れた地域で自分らしい暮らしを人生の最後まで続けることができるよう，医療・介護・予防・住まい・生活支援が包括的に確保される体制（地域包括ケアシステム）の構築を実現.
● 今後，認知症高齢者の増加が見込まれることから，認知症高齢者の地域での生活を支えるためにも，地域包括ケアシステムの構築が重要.
● 人口が横ばいで75歳以上人口が急増する大都市部，75歳以上人口の増加は緩やかだが人口は減少する町村部等，高齢化の進展状況には大きな地域差.
● 地域包括ケアシステムは，保険者である市町村や都道府県が，地域の自主性や主体性に基づき，地域の特性に応じて作り上げていくことが必要.

地域包括ケアシステムの姿

病気になったら…
医療

病院：
急性期,
回復期,
慢性期

日常の医療
・かかりつけ医,
　有床診療所
・地域の連携病院
・歯科医療，薬局

・地域包括
　支援センター
・ケアマネジャー

相談業務やサービスのコーディネートを行います.

通院・入院　　通所・入所

住まい
・自宅
・サービス付き高齢者
　向け住宅等

いつまでも元気に暮らすために…
生活支援・介護予防

老人クラブ・自治会・ボランティア・NPO　等

介護が必要になったら…
介護

■在宅系サービス：
・訪問介護，訪問看護，通所介護
・小規模多機能型居宅介護
・短期入所生活介護
・24時間対応の訪問サービス
・複合型サービス（小規模多機能型居宅介護＋訪問看護）等
■介護予防サービス

■施設・居住系サービス
・介護老人福祉施設
・介護老人保健施設
・認知症共同生活介護
・特定施設入所者生活介護

※地域包括ケアシステムは，おおむね30分以内に必要なサービスが提供される日常生活圏域（具体的には中学校区）を単位として想定

図1　地域包括ケアシステムの構築について（厚生労働省作成資料）

都道府県に対しても市町村支援の充実を求めています.

具体的には，「自立支援・重度化防止」に向けた保険者機能の強化に向け，市町村に3年毎の策定が義務付けられている介護保険事業計画に，自立支援・重度化防止に向けた取り組みと目標を明記することが盛り込まれました.

さらに注目される点は，自立支援・重度化防止に向けた財政的インセンティブの導入です.これは，自立支援や介護予防などで成果をあげている市町村や市町村支援を担う都道府県の取り組みを評価し，充実した取り組みを行っている自治体に対して国からの交付金を増額するものです.財政的インセンティブの導入は，市町村や都道府県に対する国からの強力なメッセージとなるので，今後，自治体では自立支援・重度化防止の取り組みのさらなる充実に向けた検討が行われることになります.

自立支援・重度化防止に関する取り組みの内容は，市町村が地域の実情に応じて設定できますが，国は介護保険事業計画の基本指針改定案において，「リハビリテーション専門職種等との連携や口腔機能向上や低栄養防止に係る活動の推進」，「地域ケア会議の多職種連携による取組の推進」を例示して

おり，市町村にこれらの取り組みの導入を強く求めているといえるでしょう．

・介護保険法第百十七条（法改正後の市町村介護保険事業計画の記載事項）

2　市町村介護保険事業計画においては，次に掲げる事項を定めるものとする．
一・二（略）
三　被保険者の地域における<u>自立した日常生活の支援，要介護状態となることの予防又は要介護状態等の軽減若しくは悪化の防止</u>及び介護給付等に要する費用の適正化に関し，市町村が取り組むべき施策に関する事項
四　<u>前号に掲げる事項の目標</u>に関する事項

・介護保険事業に係る保険給付の円滑な実施を確保するための基本的な指針（改正案）

地域包括ケアシステムの基本的理念
1　自立支援，介護予防・重度化防止の推進
　　介護保険制度は，高齢者がその有する能力に応じ自立した日常生活を営むことができるように支援することや，要介護状態又は要支援状態（以下「要介護状態等」という．）となることの予防又は要介護状態等の軽減若しくは悪化の防止を理念としている．
　　このため，住民や事業者など地域全体への自立支援・介護予防に関する普及啓発，介護予防の通いの場の充実，リハビリテーション専門職種等との連携や<u>口腔機能向上や低栄養防止に係る活動の推進，地域ケア会議の多職種連携による取組の推進</u>，地域包括支援センターの強化など，地域の実態や状況に応じた様々な取組を行うことが重要である．

平成29年6月21日開催 厚生労働省 第72回社会保障審議会介護保険部会資料から抜粋

---

 3 地域ケア会議とは（種類・目的・機能）

地域ケア会議の種類

　「地域ケア会議」は介護保険法第百十五条の四十八で定義されており，地域包括支援センターまたは市町村が主催し，市町村や地域包括支援センター職員をはじめ，地域の保健医療福祉関係者から構成される会議です．
　地域ケア会議は，開催の目的・方法によって大きく，下記の2種類に分かれます．

地域ケア個別会議	個別ケースにかかわる現場の関係者を参集し，個別ケースの課題について検討する．
地域ケア推進会議	地域の課題に応じた必要な取り組みについて，行政関係者，医療介護の関係団体を参集して検討・立案・提言する．

「地域ケア会議」の5つの機能

1	個別課題の解決	・多職種が協働して個別ケースの支援内容を検討することによって，高齢者の課題解決を支援するとともに，ケアマネジャーの自立支援に資するケアマネジメントの実践力を高める機能
2	地域包括支援ネットワークの構築	・高齢者の実態把握や課題解決を図るため，地域の関係機関等の相互の連携を高め地域包括支援ネットワークを構築する機能
3	地域課題の発見	・個別ケースの課題分析等を積み重ねることにより，地域に共通した課題を浮き彫りにする機能
4	地域づくり資源開発	・インフォーマルサービスや地域の見守りネットワークなど，地域で必要な資源を開発する機能
5	政策の形成	・地域に必要な取組を明らかにし，政策を立案・提言していく機能

図2　地域ケア会議の5つの機能

　会議の名称も，市町村によって個別ケースの検討を行う会議は地域ケア会議，施策の検討を行う会議は地域包括ケア推進会議など，多少異なる場合があります.

　後段で詳しく説明しますが，本マニュアルで解説する介護予防のための地域ケア会議は，地域ケア個別会議に分類されます.

地域ケア会議の目的と機能

　地域ケア会議に期待される機能としては，①個別課題の解決，②地域包括支援ネットワークの構築，③地域課題の発見，④地域づくり資源開発，⑤政策の形成という5つの機能があります（図2）.

　個別事例の検討を通じて，ケースにかかわる多職種ネットワークを構築し，検討内容から地域の課題を発見する，課題を解決するための地域の関係者の取り組みを促すとともに，自治体の政策立案にも繋げる，これが地域ケア会議の機能と目的です.

　当然，これらすべての機能を1種類の地域ケア会議だけで実現することは困難ですから，個別ケースについて現場の関係者が話し合う地域個別ケア会議，課題解決に向けた政策形成について自治体や関係機関・団体が話し合う地域ケア推進会議を組み合わせて実施する市町村が多い状況です.

地域ケア個別会議で取りあげる個別ケース

　地域ケア個別会議において取りあげる個別ケースは，地域包括支援センターまたは市町村がケースを選定することになっています．具体的なケースとしては，多様な専門職や地域資源の活用が必要なケース，高齢者虐待のあるケースなどのいわゆる困難事例が取りあげられることが多くなっています．ちなみに，歯科専門職がかかわるべき困難事例としては，例えば脳卒中術後の退院で誤嚥性肺炎のリスクが非常に高い要介護高齢者の在宅復帰ケースや重度の認知症と低栄養を併せもつ要介護高齢者のケースなどが考えられ，このような**口腔管理が不可欠な困難事例を検討する場合は，歯科専門職の地域ケア会議への参加が強く期待**されます．

　しかし，地域ケア会議は，困難事例や重症例のみを検討する場ではありません．介護保険法における地域ケア会議の目的においても，「地域において自立した日常生活を営むために必要な支援体制に関する検討を行う」と規定されています．介護保険，地域包括ケアの理念として，その人らしい自立した日常生活を送れるようになることが最も重要であることをふまえれば，困難事例や重症例のための地域ケア会議だけではなく，**自立支援に向けた介護予防のための地域ケア会議の実施も非常に重要**になります．

・介護保険法第百十五条の四十八（地域ケア会議）

　市町村は，第百十五条の四十五第二項第三号に掲げる事業の効果的な実施のために，介護支援専門員，保健医療及び福祉に関する専門的知識を有する者，民生委員その他の関係者，関係機関及び関係団体（以下この条において「関係者等」という．）により構成される会議（以下この条において「会議」という．）を置くように努めなければならない．

2　会議は，厚生労働省令で定めるところにより，要介護被保険者その他の厚生労働省令で定める被保険者（以下この項において「支援対象被保険者」という．）への適切な支援を図るために必要な検討を行うとともに，支援対象被保険者が<u>地域において自立した日常生活を営むために必要な支援体制に関する検討を行う</u>ものとする．

---

④介護予防のための地域ケア会議

大分県における「介護予防のための地域ケア会議」の普及の取り組み

　介護予防のための地域ケア会議については，埼玉県和光市や大分県における先行事例が有名ですが，ここでは特に大分県の取り組み内容について紹介します．

　大分県では，和光市の地域ケア会議の手法を参考に，県が主導して，地域ケア会議に助言者として参加する専門職の派遣体制をリハ職団体，栄養

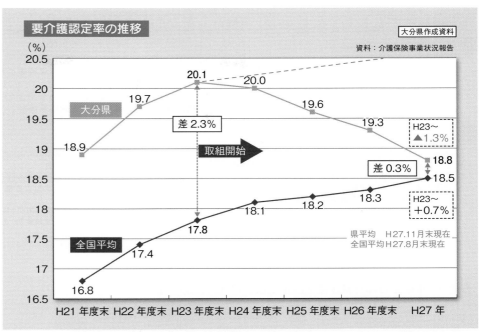

図3　大分県作成資料（平成28年4月22日開催 厚生労働省 第57回社会保障審議会介護保険部会資料）

士会，歯科衛生士会などと密接に協力しながら整備し，地域ケア会議に参加する専門職向けのマニュアル等を作成しました．同時に，県内市町村の首長に対して，地域ケア会議や介護予防の趣旨・内容・必要性について説明しました．市町村が高齢者の自立支援を推進するためのツールとして地域ケア会議が効果的であることを十分理解した結果，県内すべての市町村で実施されるようになっています．

　市町村は，県や関係団体の助言に基づき，リハ職，管理栄養士，歯科衛生士は地域ケア会議の必須メンバーとし，新規の要支援者・事業対象者や住宅改修などを地域ケア会議で取りあげ，定期的に開催しています．高齢者のQOL向上のため，多職種からの助言に基づいた自立支援のためのケアプランの作成を徹底するとともに，市町村の介護予防事業や生活支援などの事業の充実に取り組みました．

　学術的な検証がなされているわけではありませんが，全国的には増加傾向にある要介護認定率が，大分県では取り組み開始後に減少に転じ，全国平均に比べて高かった要介護認定率も全国平均を下回るという結果が得られています．なお，要介護認定率の減少ありきで会議を実施するのではなく，あくまでも地域ケア会議の目的は「高齢者のQOL向上」です．多職種で自立支援のために課題を検討した結果として，要支援者が改善し，元気な高齢者が地域に増えることを目指すものです（**図3**）．

　全国的には介護予防のための地域ケア会議を定例化して実施している市町村は，まだまだ少ないのが現状ですが，県全体の要介護認定率が減少したこの大分県の取り組みは，高齢者の自立支援や介護予防に本気で取り組もうとする自治体にとっては，注目に値する先行事例といえるでしょう．

保険者機能強化推進交付金（介護保険における自治体への財政的インセンティブ）

趣旨

令和元年度予算 200 億円

- 平成 29 年地域包括ケア強化法において，高齢者の自立支援・重度化防止等に向けた保険者の取組や都道府県による保険者支援の取組が全国で実施されるよう，PDCA サイクルによる取組を制度化
- この一環として，自治体への財政的インセンティブとして，市町村や都道府県の様々な取組の達成状況を評価できるよう客観的な指標を設定し，市町村や都道府県の高齢者の自立支援，重度化防止等に関する取組を推進するための新たな交付金を創設

概要

〈市町村分（200 億円のうち 190 億円程度）〉
1 交付対象　市町村（特別区，広域連合及び一部事務組合を含む.）
2 交付方法　評価指標の達成状況（評価指標の総合得点）に応じて分配
3 活用方法　国，都道府県，市町村及び第 2 号保険料の法定負担割合に加えて，介護保険特別会計に充当
　なお，交付金は，高齢者の市町村の自立支援・重度化防止等に向けた取組を支援し，一層推進することを趣旨としていることも踏まえ，各保険者におかれては，交付金を活用し，地域支援事業，市町村特別給付，保健福祉事業を充実し，高齢者の自立支援，重度化防止，介護予防等に必要な取組を進めていくことが重要

〈都道府県分（200 億円のうち 10 億円程度）〉
1 交付対象　都道府県
2 交付方法　評価指標の達成状況（評価指標の総合得点）に応じて分配
3 活用方法　高齢者の自立支援・重度化防止等に向けて市町村を支援する
　各種事業（市町村に対する研修事業や，リハビリ専門職等の派遣事業等）の事業費に充当

〈参考１〉平成２９年介護保険法改正による保険者機能の強化

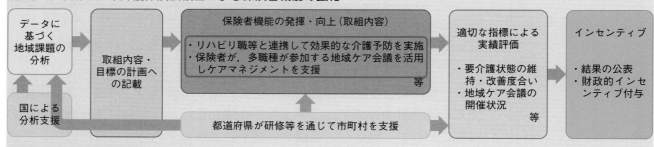

〈参考２〉市町村評価指標 ※主な評価指標

①PDCA サイクルの活用による保険者機能の強化
☑地域包括ケア「見える化」システムを活用して他の保険者と比較する等，地域の介護保険事業の特徴を把握しているか等

②ケアマネジメントの質の向上
☑保険者として，ケアマネジメントに関する保険者の基本方針を，ケアマネジャーに対して伝えているか等

③多職種連携による地域ケア会議の活性化
☑地域ケア会議において多職種が連携し，自立支援・重度化防止等に資する観点から個別事例の検討を行い，対応策を講じているか
☑地域ケア会議における個別事例の検討件数割合はどの程度か　等

④介護予防の推進
☑介護予防の場にリハビリ専門職が関与する仕組みを設けているか
☑介護予防に資する住民主体の通いの場への 65 歳以上の方の参加者数はどの程度か等

⑤介護給付適正化事業の推進
☑ケアプラン点検をどの程度実施しているか
☑福祉用具や住宅改修の利用に際してリハビリ専門職等が関与する仕組みを設けているか等

⑥要介護状態の維持・改善の度合い
☑要介護認定者の要介護認定の変化率はどの程度か

図4　厚生労働省「保険者機能強化推進交付金（介護保険における自治体への財政的インセンティブ）」

多職種が参加する地域ケア会議の普及を目指す厚生労働省

「保険者機能強化推進交付金（介護保険における自治体への財政的インセンティブ）」

　厚生労働省も，自立支援・重度化防止の観点から，さまざまな医療職種が参加する地域ケア会議の重要性に着目し，このような地域ケア会議などに取り組む市町村に対し，「保険者機能強化推進交付金」（**図4**）を交付することとしています.

　市町村や都道府県のさまざまな取り組みの達成状況を評価できるよう客観的な指標を設定し，評価点数に応じて交付金が増減されることとなっており，自治体への財政的インセンティブを設けることにより，市町村の自

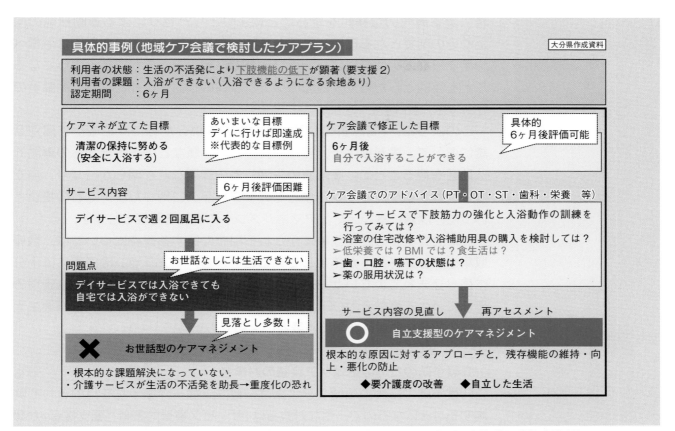

図5　大分県作成資料（平成28年4月22日開催 厚生労働省 第57回社会保障審議会介護保険部会資料）

立支援・重度化防止等に関する取り組みを推進するためことを促しています．

　地域ケア会議の評価指標としては，多職種の参加，自立支援・重度化防止等に資する観点からの個別事例の検討が指標として設定されています．

> **地域ケア会議に関する評価指標**
> ・地域ケア会議において多職種が連携し，自立支援・重度化防止等に資する観点から個別事例の検討を行い，対応策を講じているか
> ・地域ケア会議における個別事例の検討件数割合はどの程度か　など

介護予防のための地域ケア会議の概要

・介護予防のための地域ケア会議の目的

　介護予防のための地域ケア会議は，自立支援・介護予防の観点を踏まえて地域ケア個別会議を活用することで「要支援者等の生活行為の課題の解決等，状態の改善に導き，高齢者が望む自立を促すこと」ひいては「高齢者のQOLの向上」を目指すものです．

　例えば，**図5**のように，生活の不活発による下肢機能の低下により浴槽のまたぎができなくなった高齢者のケースのケアプランについて，すぐにデイサービスなどによる入浴サービスを提供してしまうお世話型のケアプランだと，逆に自立支援を阻害してしまっているのかもしれません．多職

種による専門的な検討を経ることにより，リハビリによる運動機能の向上やその前提となる口腔や栄養も含めた全身状態の改善，さらには浴槽への手すりなどの改修により，再び自分で浴槽のまたぎができるようになることを目的とした自立支援型のケアプランの検討が可能となり，高齢者のQOLの向上が期待できます．

このように，「高齢者のQOLの向上」の実現のために，地域ケア個別会議において，歯科衛生士，管理栄養士，リハ職などの多職種からの専門的な助言を得ることで，高齢者の生活行為の課題などが明らかになり，自立支援に資するケアプラン作成とそのケアプランに則したケアなどの提供といった，課題に基づいたケアマネジメントの実施を可能とします．

特に全身状態の維持改善にかかわる口腔に関する観点については，情報収集やアセスメントが不足していることから，ケアプランの原案には十分に盛り込まれていないケースが多く，食べる機能の維持や口腔衛生管理の確保によって高齢者のQOLの向上を図るためには，歯科医師，歯科衛生士からの的確な助言は非常に重要といえるでしょう．

・介護予防のための地域ケア会議の対象者

介護予防のための地域ケア会議は，自立支援・介護予防を目的として実施することになるので，主な対象者は「サービス事業対象者」「要支援者」が想定されます．

サービス事業とは，市町村が実施主体となる「介護予防・生活支援サービス事業」のことです．この事業は，通所や訪問によるサービスにより構成され，通所における口腔機能向上サービスや歯科衛生士の訪問指導の実施も可能になっています．サービス事業対象者は，基本チェックリストに該当することが必要です（要支援の方もサービス事業を利用できます）．

理想的には，先行事例のように，新規のサービス事業対象者及び要支援者の全員を地域ケア会議の対象とすることが望ましいですが，市町村の人口規模や業務量などにより難しい場合も多いため，優先順位をつけて選定するケースが多くなると考えられます．

全員を対象にできない場合でも，地域のケアプランを作成する介護支援専門員等が，地域ケア会議において多職種からの助言により，リハビリ，栄養改善，口腔機能について理解を深め，これらの専門的な観点を最初から盛り込んだケアプランを作成できるようになることが重要です．

ちなみに，先行して実践している市町村においては下記の視点で優先順位をつけて選定しています．

【先行事例における対象者選定（例示）】
- サービス事業対象者及び要支援者全員
- サービス事業対象者及び要支援者のなかでも福祉用具の貸与や住宅改修を伴う事例
- 生活行為に課題が生じる大腿骨頸部骨折等の筋骨格系疾病により要介護認定に至った者　など

表1　地域ケア会議の参加者と主な役割

参加者	主な役割
司会者（市町村）	司会者は市町村職員または地域包括支援センターが担います．司会者は，地域ケア会議の運営のほか，アセスメントに基づき，出席している助言者から必要なアドバイスを引き出す役割を担います．
地域包括支援センター	地域包括支援センターには保健師・社会福祉士・主任介護支援専門員が配置されており，要支援者のケアプランを作成する事例提出者としての役割や地域資源などの状況を把握している立場から助言者としての役割も担うこともあります．
助言者 （歯科衛生士等の専門職）	歯科衛生士は介護支援専門員等のケアプラン作成者への助言者として参加します． 助言者は，対象者の希望や生活行為の課題などを踏まえ，自立に資する助言をする役割を担います．国は，地域ケア会議に参加する専門職として，医師，歯科医師，薬剤師，理学療法士，作業療法士，言語聴覚士，管理栄養士・栄養士，歯科衛生士を明示しています． 介護予防のための地域ケア会議においては，リハビリ，口腔機能向上，栄養改善などの幅広い観点から助言が貰えるように，常に参加する職種を決めておくことが望ましく，大分県においても歯科衛生士，管理栄養士，リハ職等については必須メンバーとしています． また，医師，歯科医師が参加できない場合は，かかりつけ医，かかりつけ歯科医師との連携も重要であり，対象者の状態の予後予測や治療方針などについての事前確認や地域ケア会議での検討結果について情報共有することが求められます．
事例提出者（プラン作成担当・介護サービス事業所）	事例提出者は，検討事例のプラン作成担当及び介護サービス事業所の職員であり，検討する事例を支援するチームとして参加することが望ましいとされています．
司会者以外の市町村職員	検討する事例に応じて，生活保護や生活困窮者対策の担当者，障害福祉の担当者などが出席する場合もあります．

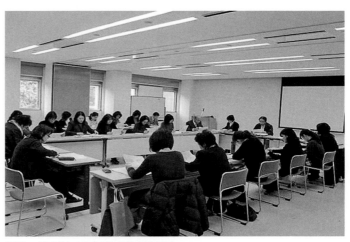

図6　地域ケア会議の実施風景

・介護予防のための地域ケア会議の参加者

　介護予防のための地域ケア会議の主要な参加者は，司会者（市町村），地域包括支援センター，助言者（専門職），事例提出者（地域包括支援センター職員などのうちプラン作成をした者），介護サービス事業所になります（**図6**）．

　参加者の主な役割は**表1**のとおりです．

・介護予防のための地域ケア会議のこれから

　市町村や地域包括支援センターにおける介護予防のための地域ケア会議の現状は，会議準備などの負担が大きいため，活発に実施されているのはまだ一部の地域にとどまっているのが実態です．しかし，介護予防のための地域ケア会議によって，多くの高齢者のQOLが向上するという成果が，厚生労働省の介護予防活動普及展開事業や多くの市町村・地域包括支援センターの取り組みなどにより確認されていくことで，今後，多くの自治体に普及することが期待されます．

第2章 地域ケア個別会議における 効果的な助言

1 専門職として助言を行う時の心構え

　「介護予防のための地域ケア個別会議」では，自立支援・介護予防の観点を踏まえ，「要支援者等の生活行為の課題の解決等，状態の改善に導き，自立を促すこと」ひいては「高齢者のQOLの向上」を目指しています．地域ケア個別会議に参加する専門職は，医師，歯科医師，薬剤師，理学療法士，作業療法士，言語聴覚士，管理栄養士，歯科衛生士などが考えられます．専門職は対象者のニーズや生活行為の課題などを踏まえ，自立に資する助言をすることが求められています．歯科衛生士としての視点も示しつつ，全体の優先順位を考慮するように気を付けましょう．　多職種が協働し多面的な視点から「実践につながる具体的な助言」を行うことが重要です．「いつ」「どこで」「誰が」「何を」「どのように」するかを明確にした説明を常に意識しましょう．

助言の注意点

- 何を伝えたいのか，論点を明確にする
- 助言や説明はポイントを絞って，短時間で説明する
- 助言者として謙虚であることを意識し，威圧的にならないように配慮する
- 問いかけだけで終了せずに，参加者に有益になるアドバイスをすることを心がける
- 自身の専門に限らず，良いと思われる支援内容については，何が良いかを具体的に伝え，会議に参加している者で共有できるよう配慮する

実践につながるための助言のポイント

- すべての参加者がわかる言葉で説明する
- 具体的かつ実践可能な内容とする
- 優先度を踏まえた議論をする
- 本人の意欲を引き出し，家族や関係者の理解を得る内容にする
- 地域資源に関する確認・課題提起をする

2 地域ケア個別会議の資料

　地域ケア個別会議の参加者全員が共通認識を持てるように資料が準備されます．その資料から個別課題の把握や支援すべき内容について読み取る必要があります．一度の会議でいくつもの事例が検討されることが多いた

> 地域ケア個別会議で使用される資料例
> 資料1-A：利用者基本情報 表
> 資料1-B：利用者基本情報 裏
> 資料2：基本チェックリスト
> 資料3：課題整理統括表
> 資料4：介護予防サービス・支援計画書（ケアプラン）

め，各事例は短時間で検討されます．そのため資料をみるポイントを絞り，口腔の課題を把握し助言を行わなければなりません．資料1～4，その他に示す主な資料（p.14～21）について，項目と歯科衛生士の視点をまとめています．参考にしてください．

資料 1-A　利用者基本情報：表　●利用者基本情報は利用者の基本情報を把握するものです．

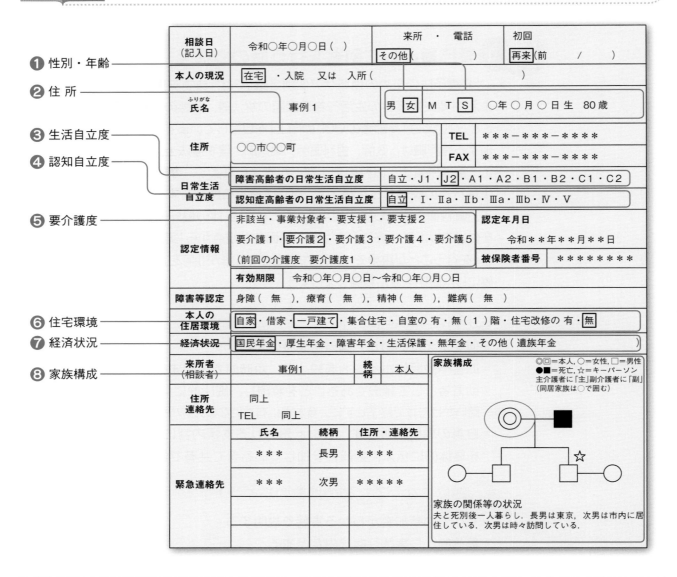

❶ 性別・年齢
❷ 住所
❸ 生活自立度
❹ 認知自立度
❺ 要介護度
❻ 住宅環境
❼ 経済状況
❽ 家族構成

項目	歯科衛生士の視点
❶性別・年齢	本人の状態をイメージするために重要な要素．性別で家事や身の回りのできることに違いがある．年齢から将来像をイメージする．
❷住所	地域サービス，地域の特徴，交通機関，地形などを把握する．
❸生活自立度	ADLを確認する最も重要な要素．生活機能評価の各項目も参考にする．
❹認知自立度	認知機能に課題があるか確認する．
❺要介護度	現在と前回の要介護度を比較して重度化している場合はその原因を確認する．
❻住宅環境	生活を見るための要素として把握する．
❼経済状況	世帯の所得状況によっては現実的な支援計画の作成が求められる．経済負担を考慮して助言内容を検討する必要がある．
❽家族構成	家族構成や主な介護者との関係を確認する．家族やキーパーソンの年齢も確認し，介護力についても確認する．

❶ 今までの生活

❷ 1日の生活・過ごし方

❸ 趣味・楽しみ・特技

❹ 友人・地域との関係

今までの生活	○○市で生まれ育ち，結婚後2男をもうける．平成10年に夫が倒れて介護が必要になるまでは，自宅で和裁の内職をしていた．平成15年に夫と死別後は一人暮らしとなる．以降，地域のふれあいボランティア活動や趣味の活動なども行っていたが，平成23年頃に膝の痛みが増悪し，徐々に活動できなくなった．平成26年6月に右膝人工関節手術のため入院．要支援2の認定を受け，退院後の平成26年10月より通所リハビリ，訪問介護を利用している．

1日の生活・過ごし方

日中はできる範囲で家事や簡単な園芸をして過ごしている．買物は好きだが，膝を悪くしてからはスーパーまで歩く自信がなく，次男や訪問介護に頼っている．

趣味・楽しみ・特技

園芸が趣味．夫が倒れるまでは，詩吟や和裁を行っていた．1年後の孫の結婚式に出席することを楽しみにしている．

友人・地域との関係

話をすることが好きだったが，近所の親しい友人が亡くなり，自宅に訪ねてくる人がいなくなった．年に2回程度のシニアクラブには参加している．

現在の生活状況（どんな暮らしを送っているか）	時間	本人	介護者・家族
	6：30	起床・朝食	
		園芸	
	12：00	昼食	
		テレビ・昼寝	
	18：00	夕食，入浴	
	21：00	就寝	

❺ 現病歴・既往歴・服薬・治療内容・治療経過

《現病歴・既往歴と経過》（新しいものから書く・現在の状況に関連するものは必ず書く）

年　月	病名	医療機関・医師名（主治医・意見作成者に☆）		経過	治療の場合は内容
＊＊年＊＊月	両変形性膝関節症	○○病院	☆	治療中 観察中 その他	
年　月				治療中 観察中 その他	
年　月				治療中 観察中 その他	
年　月				治療中 観察中 その他	

❻ 現在利用しているサービス

《現在利用しているサービス》

公的サービス	非公的サービス
介護予防通所リハビリ　週に2回 介護予防訪問介護	

項　目	歯科衛生士の視点
❶今までの生活	本人の人物をイメージするために重要であり，特に認知症の場合は，ケアに対するアプローチのヒントになる場合が多い．
❷1日の生活・過ごし方	生活リズムは廃用症候群など，日常生活機能に直結する．口腔機能の低下にも関係している．
❸趣味・楽しみ・特技	社会参加や趣味の活動など，外出頻度の鍵になる．趣味や楽しみから口腔の課題を解決する糸口を探すこともできる．
❹友人・地域との関係	友達・知人との会話の頻度など口腔にも影響がある．支援者の有無や地域社会との関係は非公的サービスとの関連性が高い．
❺現病歴・既往歴・服薬・治療内容・治療経過	疾患は自立を阻害する原因ともなる．疾患の種類，生活への影響，服薬による口腔乾燥やトラブル，そのための食事や会話への影響などがある．進行性の疾患の場合は予後予測をすることが重要になる．
❻現在利用しているサービス	現在どのようなサービスを受けているか確認する．サービスの中で食事や会話，口腔ケアがどのように行われているか確認する．

基本チェックリストは運動機能・栄養状態・口腔機能・閉じこもり・認知機能・うつ状態などの予防すべき項目が網羅されています．各項目と「口腔とどのように関係しているか」や「確認しておくこと」について読み込む必要があります．

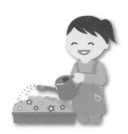

No.	質問項目	回　答 (いずれかに○をお付けください)	
1	バスや電車で1人で外出していますか	0. はい	1. いいえ
2	日用品の買物をしていますか	0. はい	1. いいえ
3	預貯金の出し入れをしていますか	0. はい	1. いいえ
4	友人の家を訪ねていますか	0. はい	1. いいえ
5	家族や友人の相談にのっていますか	0. はい	1. いいえ
6	階段を手すりや壁をつたわらずに昇っていますか	0. はい	1. いいえ
7	椅子に座った状態から何もつかまらずに立ち上がっていますか	0. はい	1. いいえ
8	15分位続けて歩いていますか	0. はい	1. いいえ
9	この1年間に転んだことがありますか	1. はい	0. いいえ
10	転倒に対する不安は大きいですか	1. はい	0. いいえ
11	6カ月間で2～3kg以上の体重減少がありましたか	1. はい	0. いいえ
12	身長　　　　cm　体重　　　　kg（BMI＝　　　）（注）		
13	半年前に比べて固いものが食べにくくなりましたか	1. はい	0. いいえ
14	お茶や汁物等でむせることがありますか	1. はい	0. いいえ
15	口の渇きが気になりますか	1. はい	0. いいえ
16	週に1回以上は外出していますか	0. はい	1. いいえ
17	昨年と比べて外出の回数が減っていますか	1. はい	0. いいえ
18	周りの人から「いつも同じ事を聞く」などの物忘れがあるといわれますか	1. はい	0. いいえ
19	自分で電話番号を調べて，電話をかけることをしていますか	0. はい	1. いいえ
20	今日が何月何日かわからない時がありますか	1. はい	0. いいえ
21	(ここ2週間)毎日の生活に充実感がない	1. はい	0. いいえ
22	(ここ2週間)これまで楽しんでやれていたことが楽しめなくなった	1. はい	0. いいえ
23	(ここ2週間)以前は楽にできていたことが今ではおっくうに感じられる	1. はい	0. いいえ
24	(ここ2週間)自分が役に立つ人間だと思えない	1. はい	0. いいえ
25	(ここ2週間)わけもなく疲れたような感じがする	1. はい	0. いいえ

❶ 生活状況 — 1〜5
❷ 運動機能 — 6〜10
❸ 栄養状態 — 11〜12
❹ 口腔機能 — 13〜15
❺ 閉じこもり — 16〜17
❻ 認知機能 — 18〜20
❼ うつ状態 — 21〜25

（注）　BMI＝体重(kg)÷身長(m)÷身長(m) が 18.5 未満の場合に該当とする．

項　目	歯科衛生士の視点
❶生活状況	外出機会と口腔が関係していることもある. 　例：歯や義歯がないため食事に時間がかかる，食べられる物が限られる 　　　などの理由のため外出を控えることがある. 義歯が合わない，歯の欠損があるなどの理由で人に会いたくないということもある.
❷運動機能	運動機能と臼歯部咬合の有無は関係が深く，特に転倒については臼歯部咬合が無いことでリスクが上がる.動揺歯，義歯の不具合などの問題も影響する. 筋肉量の減少による運動機能低下は口腔機能低下にも影響している.
❸栄養状態	体重減少の原因が口腔・嚥下機能の問題にある場合も考えられる.ＢＭＩは栄養状態の指標であるとともに口腔環境を推測するものとして確認しておく.栄養状態が悪い場合には口腔機能も低下する,急に痩せた場合は義歯が合わなくなるなど，口腔への影響もある.
❹口腔機能	基本チェックリストの⑬・⑭・⑮は咀嚼・嚥下・口腔乾燥についての質問で重要である.チェックのある項目を確認する.
❺閉じこもり	口腔の問題から食事や会話に支障をきたし，閉じこもりの要因になることがある.閉じこもっていると会話が減り，口腔機能の低下の原因となる.
❻認知機能	口腔への刺激や噛む行為は脳に多く刺激を与えるため，認知機能に影響を及ぼすことがある.
❼うつ状態	うつ状態が食事，会話，口腔衛生などに影響を及ぼすことがある.服薬している場合，口腔乾燥などの副作用が生じていることがある.

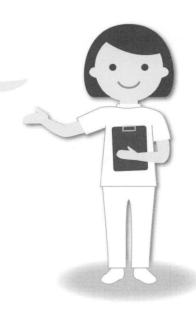

POINT!

矛盾点がないか,
関連性があるか,
全体を読み込むことで
問題点を抽出し,
人物をイメージすることが
できます.

　　　　　　　高齢者の健康維持のためには，疾病の予防や治療の管理だけでは不十分で，加齢に伴い出現する生活機能の低下を予測するとともに，日常生活における危険な老化のサインを早期発見，早期対応する必要があります．生活機能や自立できていない生活状況の要因を，個人・環境の視点で整理・評価することが重要になります．

原因疾患の療養管理，環境面，本人の心理面・生活歴などの要因も分析しているか確認する

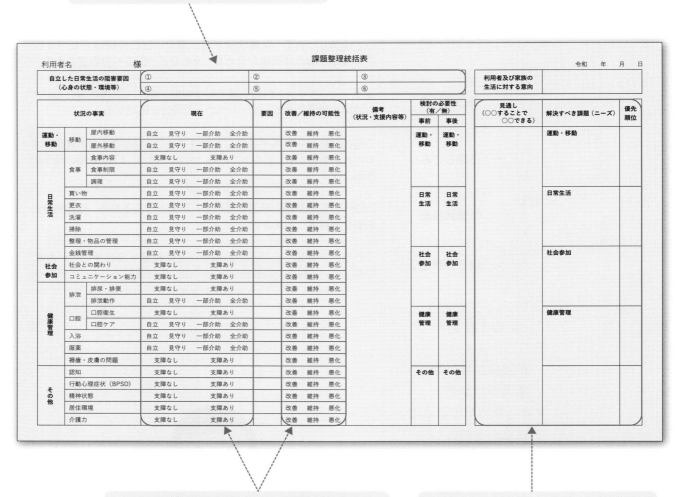

「現在」と必要な援助を利用した場合の生活行為課題の「改善／維持の可能性」を比較し，本人の生活のどこに課題があって支援をすると何が改善するのか確認する．この結果とケアプランが整合することが必要

見通しがアセスメントから判断して適切であるかどうか，優先順位は適切かどうかを確認する

項目			歯科衛生士の視点
運動・移動	移動		歩行と臼歯部咬合や義歯の有無などが関係している．臼歯部咬合が確保されていない場合は転倒リスクが高くなる．口腔の健康問題が外出頻度に影響することもある． 室内歩行：口腔清掃に必要な洗面所への移動は可能か確認する 屋外歩行：歯科受診を勧めることが可能であるか確認する
日常生活	食事	食事内容 食事制限	咀嚼機能・嚥下機能の低下によって摂取できる食材や水分量に問題が生じると脱水や低栄養などの原因にもなる．
		調理	味覚低下や口腔乾燥が味付けと関係していないか，残存歯や義歯の有無，口腔機能の低下などが食事内容に影響していないか考慮する．
	買い物		歩行や外出頻度と関係している．
	更衣		更衣や整容が日常の歯みがきなどの清潔概念や手指の巧緻性がリンクしていることもある．
社会参加	社会との関わり		社会参加は歩行などの身体機能だけではなく意欲や容貌が関係している．義歯の有無，適合などを確認する．
	コミュニケーション能力		口腔機能低下により滑舌が悪く，聞き取ってもらえない．口腔乾燥で話しづらいなどが影響してコミュニケーションがとりにくく，人と話したくないということもある．
健康管理	排泄		トイレまでの移動が可能であれば洗面所でのセルフケアにつなげることも考えられる．また，排泄時の下衣操作が可能なら手指の巧緻性も良好と判断できる．
	口腔	口腔衛生	口腔衛生状態が良く保たれているか確認する．支障がある場合はどのような支障があるか確認する
		口腔ケア	本人のセルフケアも含め，誰がどのように行っているのか確認する．介助が必要な場合，誰がどのように介助しているか確認する．
	入浴		疾患の予後予測をした場合，セルフケアにどのような影響があるか助言する．
	服薬		嚥下機能低下や口腔乾燥が飲みにくさに影響する．口腔内に薬が残留することはないか確認する．
その他	認知		認知能力と清潔観念がリンクしていることもある．
	行動心理症状		自立のための生活機能と考える．通院・受診にかかる費用も関係している．
	精神状態		精神状態の低下により，物事に取り組む意欲がなくなるため確認しておく．
	居住環境		口腔清掃に必要な洗面所への移動は容易か，どこでセルフケアを行っているか確認する．
	介護力		口腔清掃や口腔機能訓練をするための声掛けや励まし，介助などが可能かを確認する．

資料 4 介護予防サービス・支援計画書（ケアプラン）

介護予防サービス・支援計画書はケアマネジャーが作成します．「運動・移動」「日常生活（家庭生活）」「社会参加，対人関係・コミュニケーション」「健康管理」のカテゴリー別に解決すべき課題や本人・家族の意向，課題に対する目標，支援計画などが記入されています．

1日の目標・1年の目標
確認ポイント
・目標と支援内容

解決すべき課題と本人・家族の意向
確認ポイント
・課題の抽出が適切か
（課題ではなく状態像記述になっていないか）
・生活機能評価との整合性

目標：課題に対する設定
確認ポイント
・課題に対して適切で具体的な設定ができているか
・優先順位がつけられるか

介護予防サービス・支援計画書（1）

利用者名		認定年月日 令和　年　月　日	認定有効期間 令和　年　月　日 ～ 令和　年　月　日	初回・紹介・継続　認定済・申請中　要支援1・要支援2　地域支援事業
計画作成者氏名			委託の場合：計画作成事業者・事業者名及び所在地（連絡先）	
計画作成（変更）日 令和　年　月　日	（初回作成日 令和　年　月　日）		担当地域包括支援センター	包括支援センター

目標とする生活

1日	外出の機会を維持し生活リズムをつける	1年	ディ、病院でのリハビリを行い、転倒リスク、失語症の意思伝達がしっかり行えるようになる

アセスメント領域と現在の状況	本人・家族の意欲・意向	領域における課題（背景・原因）	総合的課題	課題に対する目標と具体策の提案	具体策についての意向 本人・家族	目標	目標についての支援のポイント	本人等のセルフケアや家族の支援、インフォーマルサービス または地域支援事業	介護保険サービスまたは地域支援事業	サービス種別	事業所	期間

（支援計画欄を含む表組みが記載されている）

健康状態について（主治医意見書、健診結果、観察結果を踏まえた留意点）
□主治医意見書、生活機能評価を踏まえた留意点

右片麻痺が重度のため、ADLには多少の介助が必要である。失語症のため意思疎通に時間がかかる。

[本来行うべき支援が実施できない場合]
妥当な支援の実施に向けた方針

総合的な方針：生活不活発病の改善・予防のポイント

後遺症から日常的には右麻痺や失語症状が見られます。外出機会の減少もあり今後はディを継続することで体力低下や身体機能低下を予防していきましょう。また交流関係を拡大し気分転換を図りながら、日常での再転倒に注意して過ごしましょう。言語リハも継続して意思疎通や嚥下状態の改善に努めましょう。

基本チェックリストの（該当した質問項目数）／（質問項目数）をお書きください。
地域支援事業の場合は必要なプログラムの枠内の数字に○をつけてください。

	運動不足	栄養改善	口腔ケア	閉じこもり予防	物忘れ予防	うつ予防
予防給付 または 地域支援事業	4/5	0/2	0/3	0/2	1/3	0/5

地域包括支援センター	【意見】　　　　　　　【確認印】	計画に関する同意 上記の計画について、同意いたします。　年　月　日　氏名　　印

基本チェックリストからの予防すべき領域

健康状態について主治医の意見

支援計画：目標達成のためのサービス
確認ポイント
・改善可能な項目に対して適切なサービス内容であるか（訪問型・通所型の選択が適切かなど）

20

●主治医意見書

主治医の意見書は，資料にない場合はケアプランの中に要約されています．

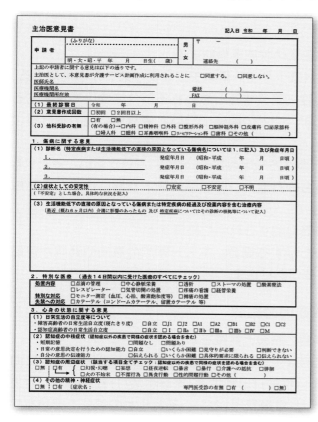

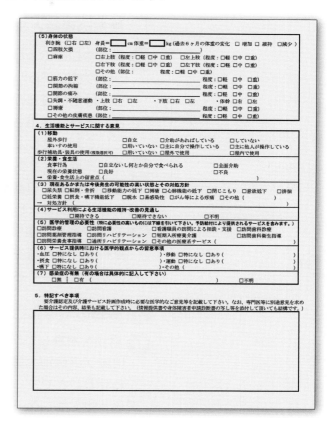

●お薬手帳

　お薬手帳とは，これまでに自分が服用してきた薬を記録する手帳のことです．具体的には，薬を処方してもらった日付，処方箋を出してもらった医療機関，医師名，薬の名前と量，服用の方法，服用に関する注意事項，調剤した薬局や薬剤師名などが記載されています．いつ，どこで，どのような薬を，どれくらいの量で処方してもらったのか，自分が服用してきた薬の履歴を1冊で把握できます．

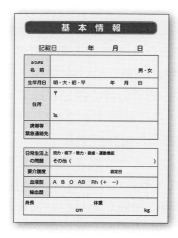

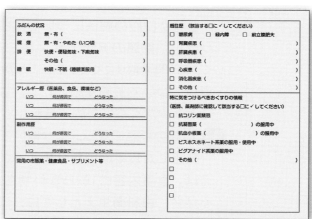

③ 助言を行うためのステップについて

　口腔衛生や咀嚼などの食べ方を支援する観点からの助言を行います．専門職としての知識や技術を活かし，共通の目標に向けた支援の方法を考えることを念頭に置いて，質問や助言をすることが重要です．

① 事例の理解と確認

現在の口腔および口腔衛生の状態を確認する

　口腔の状況がわかる資料は少なく，基本チェックリストから推測する，もしくは他の資料から口腔に関係すると思われる部分について質問することで問題が抽出されます．口との関連について資料から読み解けるようにしておきましょう．

栄養摂取をするうえで，食べ方や咀嚼など口腔内に問題がないか確認する

　義歯の装着や臼歯部咬合の有無，口腔状態や嚥下状態に合った食形態であるか確認しましょう．

本人や家族の食事や口腔に関する意向を確認する

　歯科健診や診療を勧めたりする場合，本人・家族の意向や通院が可能なのかを確認しておく必要があります．

② 課題の明確化と背景要因の確認

自立を阻害している課題の原因と背景を考える

　地域ケア個別会議の目的は生活機能の課題を専門職の助言で自立に向かわせることです．「運動・移動」「日常生活（家庭生活）」「社会参加，対人関係・コミュニケーション」「健康管理」というそれぞれの領域で課題を解決していくプランが立てられています．歯科は「健康管理」の中に含まれていますが，他のカテゴリーにも関係しています．どのように他の分野の課題解決に関係しているか説明できるようにしておきましょう．

　　例：歯がなく，噛めないために繊維質の食物がとれず便秘になるなど
　　例：嚥下機能の低下から薬が飲みにくくなる
　　例：噛み合う歯がなく軟食になっている（炭水化物中心）

　全身と口腔の関係について知られていないことが多いため，ケアマネジャーに課題のアセスメント方法を伝えることも重要です（例：滑舌が悪く，話が聞き取りにくくなる→人との関わりを避けるようになる）．アセスメント項目について質問することで，はじめて口腔の課題が出てくるといったことも少なくないため，資料から上手に質問することが大切です．

口腔の課題に対し，何が原因であるかを分析する

　課題に対して原因を分析することによって解決策がみえてきます．例えば，食事内容に「軟らかい物を食べることが多い」と資料に書かれている場合，歯科衛生士としては，口腔に問題があり固い物を食べることができないのではないかと考えます．その場合，担当者に嗜好の問題なの

か噛めない理由があるのか質問してみましょう．「歯が痛い」「入れ歯が合わない」などの原因があり歯科治療が必要なのか，「固い物は顎が疲れる」「飲み込みにくい」などの機能低下が原因なのかわかります．基本チェックリストにチェックが入った場合は，〔ケアマネジャーのための口腔アセスメント（p.102）参照〕より多くの情報を得ることができます．

👩 **口腔衛生管理の観点から，歯科疾患や口腔内の細菌によるリスク等が高まっていないか推察する**

①ケアマネジャーは口腔内を観察しているわけではありません．歯みがきについては本人への聞き取りの情報が資料に書かれています．

②ケアマネジャーは本人と定期的に面談していますので，そのときの口臭の有無や滑舌の様子を質問することで情報を得ましょう．

③ 目標と支援内容の確認

👩 **「介護予防サービス・支援計画書」の「目標とする生活」に対し口腔関連の支援内容が不足していないか，また妥当か確認する**

👩 **設定されている目標を達成することができる，具体的で継続可能な支援内容か確認する**

👩 **歯科疾患や，口腔内の細菌によるリスク等の全身への問題が想定される事例には，その具体的な予防策を検討する**

セルフケアや嚥下機能の低下について確認する時は，対象事例によってどの程度のケアや指導が必要なのか見極めること，継続的，あるいは根本的なケアが必要な場合にはケアプランに盛り込むことをアドバイスします．

誤嚥性肺炎の危険性が予見できそうな事例にはその具体的な予防策をアドバイスします．

奥歯の噛み合わせの喪失→咀嚼・嚥下機能低下→栄養障害→ADL低下→QOL低下という悪循環に陥る可能性はないか，全体的な視点も併せてアドバイスします．

　　例：歯周病やう蝕による歯の喪失，不適合な義歯の使用による咀嚼力の低下は早
　　　　期の対処が必要なことなどをアドバイスしましょう．

④ 実践につながる助言のポイント

👩 **歯科衛生士からの助言は，ケアマネジャーを通して本人に伝えられます**

専門用語を避け，何を行うかを具体的で実践可能な助言をしましょう．第3章以降を参考にしてください．

各職種の実践につながる助言のポイント 〔※厚生労働省 専門職向け手引き (Ver.1) より〕

医 師	・現状だけでなく今後の見通しも含めた助言を行う ・課題への対応は，優先順位を明確にするためにも医学的観点からの指示や助言を行う ・医学的な重症度と介護の必要度は必ずしも一致しないことを理解したうえで助言を行う ・かかりつけ医がリハビリテーションの適応を判断し，改善・維持に向けて他の専門職と意見交換を行い，的確な指示を行う ・どのような時期であっても，早期離床や適切な介護の提供，十分な栄養状態の維持が重要である視点で助言を行う
歯科医師	・食事形態の改善指導は，管理栄養士との情報共有を図り，連携して助言を行う ・歯科衛生士による継続的な口腔衛生管理としての介入を検討する ・現在の介入方法を確認し，課題解決に向けた対策に関する助言を行う
薬剤師	・服用している薬剤の副作用について介護サービス事業所での情報共有を促す ・適正に薬剤が管理・使用されるように，実現可能な具体策を示す ・必要に応じて，医師への確認事項を示す
理学療法士	・規則正しい生活や散歩などの運動，通いの場などへの社会参加が虚弱や廃用の予防となることを助言する ・サービスの関与や杖などの移動補助具が自立支援につながっているかを確認したうえで助言する ・疾患特異的なのか，生理的退行変化なのか，廃用症候群なのかの視点を意識した助言を行う
作業療法士	・サービスの関与が心身機能に関する項目に偏っておらず，「活動」・「参加」も含まれているか確認したうえで助言する ・本人の残存機能を引き出すよう助言する ・日中の役割の再獲得や確保，本人の趣味などから社会参加に向け必要な社会資源などについて助言する
言語聴覚士	・現時点で捉えられていない課題については，評価や情報収集を行うための有効な手段や方法を助言する ・リスクを軽減する方法を助言する ・経過を的確に把握するための評価や観察のポイントを助言する
管理栄養士	・かかりつけ医だけでなく歯科医師や薬剤師などとも連携し，栄養面だけでなく，生活全般を踏まえた視点で助言する ・食事や体調のコントロールを本人や家族で行うことができるよう助言する ・目標達成に向けた行動変容を導くためにも，短期間でできる目標を設定し，達成感を得られる工夫をする ・本人や家族に，栄養改善の必要性が受け入れられなかった場合，本人や家族が理解できそうなポイントを助言する ・栄養士の介入がない場合，他職種の介入時に行ってほしい助言を提案する ・栄養支援に関する地域資源が近隣にない場合，地域課題として検討する

Memo

第3章 地域ケア個別会議における効果的な助言
1─脳卒中

1 脳卒中とは

急激に発症する脳血管障害で出血性病変（くも膜下出血，脳出血）と虚血性病変（脳梗塞）があり，障害された部位により症状が異なります．

脳の解剖

脳の大部分を占める大脳は，左右の大脳半球に分かれています．大脳半球は前頭葉，頭頂葉，後頭葉，側頭葉の4つの"葉"に分かれ，それぞれの表面を覆っているのが大脳皮質とよばれる部分です．

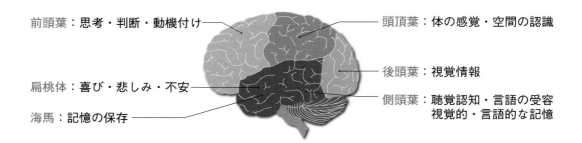

前頭葉：思考・判断・動機付け

頭頂葉：体の感覚・空間の認識

扁桃体：喜び・悲しみ・不安

後頭葉：視覚情報

海馬：記憶の保存

側頭葉：聴覚認知・言語の受容
　　　　視覚的・言語的な記憶

脳卒中は，まずタイプ（種類）の把握から

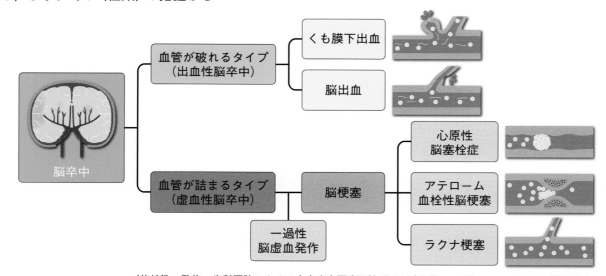

脳卒中

血管が破れるタイプ（出血性脳卒中）
- くも膜下出血
- 脳出血

血管が詰まるタイプ（虚血性脳卒中）
- 脳梗塞
  - 心原性脳塞栓症
  - アテローム血栓性脳梗塞
  - ラクナ梗塞
- 一過性脳虚血発作

（柴崎浩一監修：歯科医院のための全身疾患医療面接ガイド改訂版．メディア，2019より引用改変）

2 脳卒中に伴う口腔の問題

下記の症状の発現に注意が必要です.

感覚の障害：
食物残渣の残留，頬粘膜・口唇などの誤咬や咬傷，火傷を繰り返すことによる重症化．感覚障害による食物の残留や流涎.

鼻咽腔閉鎖不全：
声が鼻に抜ける開鼻声，嚥下時に食物が鼻腔へ逆流する鼻咽腔逆流.

開口障害：
脳幹部の橋の障害による開口障害.

顔面神経麻痺：
口唇閉鎖不良による摂食時のとりこぼしや流涎，味覚障害，唾液分泌障害．長期的には口腔周囲筋の左右差で歯列不正，咬合異常.

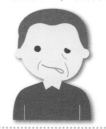

失調：
舌の運動，開閉口運動の問題による構音障害，咀嚼困難.

舌の運動障害：
口腔期の摂食・嚥下障害や構音障害.

味覚障害：
味を感じにくい，味がわからない.

その他，口腔状態が変化し，下記のようなことが起こることがあるため歯科受診を勧めましょう.
①う蝕や歯周病が進行している
②義歯が合わなくなっている
③義歯の紛失や未使用など

★体の麻痺がある場合は，口腔内も動きや感覚の低下が起き，麻痺側に食物が残りやすく，傷などのトラブルに気づきにくくなるので注意が必要です.

3 疾患による口腔の問題と生活への影響

脳卒中に伴う障害の部位や状態，口腔の問題がコミュニケーション，食事など，日常生活へ大きく影響を及ぼすことがあります.

嚥下障害があると…
食事の摂りにくさ，食べ物の偏り，誤嚥，摂取カロリー不足，低栄養など

構音障害があると…
コミュニケーションの問題など

運動失調があると…
目的の運動に関して動きの協調性が悪くなり，円滑に行えない➡食物を口に運ぶ，歯みがき動作の困難など

麻痺があると…
身体の運動機能の障害➡痛みや傷の認識不足，食物の停滞，こぼれ，流涎，誤嚥，歯みがき動作，洗面所への移動の困難など

高次脳機能障害があると…
・話す，聞く，読む，書く，計算することが難しくなる
・感覚から物を認知することが難しくなる
・目的にあった動作が難しくなる，コミュニケーション，食事動作，歯みがき動作の困難など

意識障害があると…
こん睡，傾眠傾向，会話が混乱する，集中力を欠く，明瞭に思考できないなど

自律神経障害があると…
起立性低血圧，失禁，便秘など

感覚障害があると…
身体の痛みや痺れなど

4 高次脳機能障害

　高次脳機能障害★にはさまざまな種類があり，外見的には障害が見えにくく，家族や本人自身も障害を十分に認識できていないことがあります．それぞれ対応が異なるため，障害の種類を確認する必要があります．

★**高次脳機能障害**：脳卒中や外傷などによる脳の障害が原因で，言語，記憶，注意，情緒などの認知機能に起こる障害.

種類	症状
記憶障害	物の置き場所を忘れる，新しいできごとを覚えられない，同じことを繰り返し質問する，自分の周囲の事象に関心を示さない
注意障害	ぼんやりしていてミスが多い，2つのことを同時に行うと混乱する，作業を長く続けられない
遂行機能障害	自分で計画を立ててものごとを実行することができない，人に指示してもらわないと何もできない，約束の時間に間に合わない
社会的行動障害	いまいる環境に合った行動や言動ができず，自分自身をうまくコントロールすることがむずかしくなる．興奮する，暴力を振るう，思い通りにならないと大声を出す，自己中心的になる
その他の障害	失行症 　簡単な動作や真似をすることができない，使い慣れた道具が上手く使えないなど．意識しない時には問題なく行える動作が，意識して行おうとするとできなくなる（観念運動失行）{例：スプーンで食べているのに，どうやってスプーンを使うか聞かれたとたんにわからなくなる}，順番・道具の使用法がわからない（観念失行）{例：シャツを着ようとして，どうしてよいかわからず着替えられない} 失認症 　見た物，聞いた物，触った物が何かわからないなど 　目で見ている物がわからない，目で見ている物はわかるが何に使う物かがわからない（視覚失認）{例：テーブルの上のペンを見て何であるかわからないが，使うことはできる，またどんな形かわかるが，何なのかはわからない}，自分の身体が認識できない（身体失認）{例：髪を整える時，認識していない側の髪をとかさない} 失語症 　なめらかに話せない，相手の話を理解できない，字の読み書きができないなど

　この他にもさまざまな症状があります．障害の種類によってセルフケアやサポートの方法が変わってきますので確認しておきましょう．

5 抗血栓薬について

抗血栓薬には抗血小板薬と抗凝固薬があります.

・抗血小板薬(アスピリン®,プラビックス®など)

・抗凝固薬(ワーファリン®★,プラザキサカプセル®,エリキュース®など)

★ワルファリンカリウム(ワーファリン®)はPT-INR値(血液の凝固能を示し,主として抗凝固薬であるワルファリンの投与量管理のために使われている.基準値は1.0)が3.0以下であればワルファリン継続下に抜歯を行っても重篤な出血性合併症は生じないが,難抜歯に関しては慎重な対応が必要とされる.DOAC(エリキュース®など)では止血に関する有効な検査項目が無い.確実な局所止血とともに医科歯科連携が重要である.

📎 球麻痺と仮性球麻痺

球麻痺とは?:延髄の運動神経麻痺を指しています.

(☆延髄は脊髄上方の球状の部分なので,"球麻痺"とよばれる)

延髄にある脳神経核が障害されて起こるもので,口腔・舌・喉の運動障害により構音障害(上手く発音できない,呂律が回らないなど),嚥下障害,呼吸障害などが起こります.

↓

延髄にある脳神経核の9番(舌咽神経),10番(迷走神経),12番(舌下神経)が両側性に障害され,咽頭(鼻腔の終わりから声帯・食道の上まで),口蓋,喉頭(声帯上部から下部,気管の上まで)を動かす筋肉の運動が障害されます.その結果,嚥下が上手くできない,舌が動かない,舌の萎縮,咽頭(嘔吐)反射が弱まる,などが起きます.

(球麻痺が起こる主な疾患:筋萎縮性側索硬化症,ギランバレー症候群,多発性硬化症,重症筋無力症,延髄梗塞,延髄出血など)

仮性球麻痺とは?:球麻痺とほぼ同様の症状が出ますが,延髄より上位の脳幹部や大脳が損傷されて起きます.一般的には大脳の左右両方に脳出血や脳梗塞などが起こることで生じます.

(仮性球麻痺が起こる主な疾患:両側性の脳梗塞,脳出血,進行性核上性麻痺,脳炎,脳腫瘍など)

地域ケア個別会議での助言例

日常生活自立度から後遺症を確認！

発症時期・服薬を確認！ 高次脳機能障害を確認！

受診・歯みがき時の移動を確認！ 栄養・口腔の課題を確認！

基本情報 表

基本情報 裏

基本チェックリスト

麻痺・後遺症がある方へのアドバイス

現在の口腔環境，口腔機能を維持するためにセルフケアを行いやすいよう，握りやすい太めの歯ブラシグリップの使用，吸盤の付いた義歯ブラシ，電動歯ブラシの使用などを提案しましょう．セルフケアが困難な場合は，家族がどのように支援することができるか具体的に助言しましょう．口腔周囲の運動のために「お口の体操のパンフレット」を渡すなど参考資料を提案しましょう．

麻痺，嚥下障害がある方へのアドバイス

食事を安全に美味しく食べていただくために，足底が床についているか，楽に座れているかなど，姿勢の確認をするとともに，周囲の環境，食形態の調整などを提案しましょう．食事をすることで疲れるようであれば，時間を短めに切り上げ，足りない分は間食で補うことも提案しましょう．食事内容や食べやすい食器・食具などについては栄養士さん，作業療法士さんから助言をもらいましょう．

高次脳機能障害がある方へのアドバイス

その方の障害にあった対応をすることで，自分でできることが増えます．歯科受診がある場合はカレンダーに書く，歯みがきの手順がわかるように記載し，洗面所に貼る，歯みがきの促し，声掛けの支援は短い言葉で行うなど，具体的に助言しましょう．家族・周囲の人の理解と協力を得て，食事の際はテレビを消すなどして食事に集中することで，安全に食事ができるようになることなども提案しましょう．

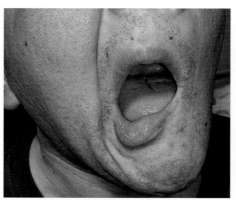

後遺症（麻痺）がある方

阻害要因に口腔の問題がないか
口腔ケアや衛生に問題がないか確認！

課題整理統括表

高次脳機能障害による影響を確認！
運動・手指の巧緻性を確認！

介護予防サービス・支援計画書

 抗血栓薬の服用がある方へのアドバイス

薬の種類，検査結果により歯科治療の対応が異なってくるため，抗血栓薬を服薬していることを歯科医師に伝えるとともに，お薬手帳を持参するよう助言しましょう．

移動や巧緻性に問題がある方へのアドバイス

転倒リスクを回避し，安全にセルフケアが行えるよう，洗面所に椅子を置くなど助言しましょう．立つ・歩く・立位保持に困難があれば，洗面所へ移動をせずにセルフケアができるよう工夫します．また，手指の巧緻性の問題で食事やセルフケアの困り事があれば，歯ブラシのグリップの太さ・毛の軟らかさ，食具を変えるなど具体的に提案しましょう．

味覚障害がある方へのアドバイス

味覚障害があれば食べても美味しく感じません．味覚障害はすぐには改善できませんが，口腔内の衛生状態を整えておくことは重要です．食べやすく味覚を感じやすい食形態や味付け，料理の温度なども重要です．栄養士さんがいる場合は助言へと繋げましょう．

歯科受診のアドバイス

歯科受診が難しい場合は訪問での歯科診療ができることや，居宅療養管理指導を利用して口腔の健康管理ができることを伝えましょう．

第3章　**地域ケア個別会議における効果的な助言**

2－がん

1 がんの特徴

　がんは，周囲組織の浸潤をきたす，あるいは他臓器へ転移し，無秩序に増殖する細胞です.

　がん患者が死亡する原因は，がんが浸潤した臓器の障害や悪液質によります.

がんの治療

　がんの治療には下記のような方法があります.

- **手術療法**：手術により，がん病変を切除する
- **放射線療法**：放射線によりがん細胞を死滅させる
- **化学療法（薬物療法）**：がん細胞の増殖を直接的あるいは間接的に死滅させる
- **粒子線療法**：放射線療法の1つで，体の深いところにあるがん病巣にダメージを与える
- **緩和療法**：痛みやその他の苦しい症状を積極的に緩和しQOLを高め心理面や社会的な支援を行う

＊治療方法には入院で行う場合や通院で行う場合があります.

＊緩和ケアについては，がん患者とその家族が，可能な限り質の高い治療・療養生活を送れるように，終末期だけでなく，がんと診断された時から身体的症状の緩和や精神・心理的な問題などへの援助が，治療と同時に行われることが求められています.

2 がん治療に伴う口腔の問題

口腔粘膜炎

　口腔粘膜炎は疼痛を伴い患者の経口摂取を困難にします. 患者に適切な口腔粘膜炎への対応と情報提供を行うことが重要になります.

口腔粘膜炎の発症時期と期間

◆化学療法（抗がん剤の投与後10〜12日がピークで投与サイクルごとに発症します）

| 1 2 3 4 5 6 7日目 | 2 週目 | 3 週目 | 4 週目 |

口腔粘膜炎の期間（約2週間）

◆放射線療法（頭頸部がん領域は症状が強く期間も長くなります）

| 1 週目 | 2 週目 | 3 週目 | 4 週目 | 5 週目 | 6 週目 | 7 週目 | 8 週目 |

口腔粘膜炎の期間（約8〜12週間）

注意すべき口腔粘膜炎の発症部位

口腔粘膜で動きのある軟らかい可動粘膜に発症します.

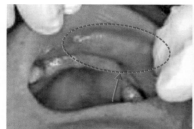
口唇裏面

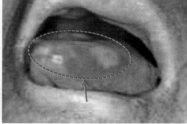
舌側縁部から舌腹

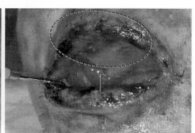
頰粘膜

口腔粘膜炎への歯科での対応

	症状がない，または軽度の疼痛	中等度の疼痛	高度の疼痛
自覚症状	口の中がザラザラ 喉に違和感	口の中がヒリヒリ・痛い 飲み込むと痛い 食事はできる	口の中が痛く話せない 痛く飲み込めない 食事ができない
セルフケア	ヘッドが小さく，軟らかい歯ブラシを使用する 2時間おきに30秒のブクブクうがい 保湿剤などを使用して保湿する	ヘッドが小さく，軟らかい歯ブラシを使用する シングルタフトブラシを使用する 2時間おきに30秒のブクブクうがい 痛みが強い場合は頑張らず，できる範囲のケアにとどめる	
歯科衛生士の指導・介入	セルフケアの指導 スポンジブラシを使用して粘膜清掃をする 残存歯の磨き方の指導	スポンジブラシを使用して粘膜清掃をする 保湿剤などを使用して保湿する	スポンジブラシの使用中止 痛みが強い場合は頑張らず，できる範囲のケアにとどめる 保湿剤などを使用して保湿する
疼痛ケア	歯磨剤・洗口液を使わずに水または生理食塩水のみでブラッシングを行う 痛みが強い場合にはできる範囲でのケアにとどめ，代わりに水や生理食塩水，キシロカイン入りのうがい薬で30秒間ゆっくりとブクブクうがいをする		

粘膜炎以外の口腔有害事象に対して歯科で行う処置・指導

有害事象	対処方法
味覚異常・味覚障害	香りの効いた食事や会話をして気分を変えるなど対症療法
歯肉出血	ガーゼで圧迫止血，ユージノール系歯周包帯
口腔感染，歯性感染	がん治療前に歯科受診し慢性炎症を治療することで予防
ヘルペス性口内炎	再発性アフタと鑑別が必要，抗ウイルス薬の投与
カンジダ性口内炎	抗真菌薬の軟膏，または内服液を使用．義歯は義歯洗浄剤を使う
知覚過敏症様の症状	抗がん剤の一時的な影響であることを説明し，熱い物，冷たい物を避ける
口腔乾燥症	頻回の含嗽や飲水，保湿剤の使用

頭 頸部への放射線照射治療の影響

粘膜炎	治療を始めて2〜3週間から口内炎や咽頭炎が現れ，食べ物や飲み物が飲み込みにくくなったり，痛みを感じたり，声がかすれたりします．多くの場合，粘膜炎の症状は治療が終了してから4〜6週間で治まります．
唾液分泌障害	大唾液腺（耳下腺，顎下腺，舌下腺），小唾液腺（口腔咽頭粘膜に存在）が照射された場合に生じます．照射される量が多いと非可逆的となり唾液が出なくなります．
味覚障害	舌に放射線が照射された場合に生じます．特定の味だけ強く感じたり，一時的に全く味覚を感じなくなる場合があります．範囲が広いと長年にわたり味覚低下が持続することがあります．
嚥下困難・誤嚥	両側頸部の広範なリンパ節転移に対する放射線治療を行った時に生じる可能性があります．

が ん終末期患者の口腔トラブル

がん患者さんの在宅での看取りが増えています．終末期になると口腔乾燥，口腔の痛み，口内炎，口臭，舌苔など，多くの口腔内トラブルが生じるため，癌性疼痛の痛み止めを使用している場合，どのようにすれば安楽に過ごせるかを第一に考えて助言をする必要があります．

癌性疼痛の痛み止め

	商品名
非オピオイド	ボルタレン©，ロキソニン©
	カロナール©など
弱オピオイド	トラマール©，トラムセット©など
強オピオイド	MSコンチン©，オプソ©，アンペック©
	オキノーム©，オキシコンチン©
	フェントステープ©など

が ん周術期等（手術療法・放射線療法・化学療法・粒子線療法・緩和治療）口腔機能管理の目的

- 手術時のトラブル回避や手術後の口腔トラブルのリスクを軽減
- 化学療法による口腔粘膜炎や口腔乾燥などの口腔トラブルのリスクを軽減
- 頭頸部領域の放射線による口腔粘膜炎や唾液腺障害などによる口腔トラブルのリスクを軽減

がん手術前に歯科受診で行うこと	歯科介入の意義
・口腔衛生指導 ・歯肉縁上歯石の除去，機械的歯面清掃 ・動揺歯の処置：暫間固定処置，抜歯 ・う蝕の応急処置：感染歯質・鋭縁部除去，う窩の仮封処置 ・義歯の調整	・術後の誤嚥性肺炎リスクの軽減 ・気管内挿管時のリスク軽減（歯の破折，脱落など） ・術後の経口摂取再開の支援 ・口腔咽頭，食道手術における術後合併症のリスク軽減の可能性

3 疾患による口腔の問題と生活への影響

がん治療の影響

段階によって影響と対応は異なります．
- がんが治癒してから5年以上が経過している ➡ 臓器障害がない限り影響は少ない
- がん治療中である ➡ どのような治療をしているか確認が必要
- 余命が告げられている ➡ 精神的な面も考慮しながら口腔内の問題について確認する

骨吸収抑制剤・血管新生阻害薬の影響

　ビスホスホネート製剤は骨粗鬆症治療薬として使用されるほか，悪性腫瘍の骨転移の抑制目的で使用されており，顎骨壊死（BRONJ）を起こす可能性がある．また，骨吸収抑制作用を示すデノスマブによる顎骨壊死（DRONJ）が報告され，BRONJとDRONJを合わせて骨吸収抑制薬関連顎骨壊死（ARONJ）とよばれている．さらに分子標的薬による顎骨壊死も含めた薬剤関連顎骨壊死（MRONJ）へと疾患概念が拡大している．

骨吸収抑制薬・血管新生阻害薬
骨吸収抑制薬
ビスホスホネート製剤
抗RANKL抗体製剤（デノスマブ）
血管新生阻害薬
商品名：アバスチン
　　　　サイラムザ
　　　　ザルトラップ

MRONJ（骨吸収抑制薬関連顎骨壊死）
Medication-related osteonecrosis of the jaw

血管新生阻害薬

ARONJ（骨吸収抑制薬関連顎骨壊死）
Anti-resorptive agents-related osteonecrosis of the jaw

BRONJ
（BP製剤関連顎骨壊死）
Bisphosphonate-related osteonecrosis of the jaw

DRONJ
（デノスマブ関連顎骨壊死）
Denosumab-related osteonecrosis of the jaw

（藤井一維監修，山口秀紀編著：歯科衛生士パスポート＋Web〔全身疾患医療面接〕編．メディア，2016．引用）

周術期等口腔機能管理

　がん治療やその他歯科的なサポートが必要な医科の治療を行っている患者に対して歯科医師が行う歯科治療と口腔機能管理，歯科衛生士が行う専門的口腔衛生処置を総称したもの．2012年4月にがんの化学療法，放射線療法における適用を目的に新設された．その後，2016年度からは緩和医療，さらに2018年4月からは，人工股関節置換術などの整形外科手術，臓器移植手術，造血幹細胞移植，脳卒中に対する手術，脳卒中により生じた摂食機能障害による誤嚥性肺炎や術後の栄養障害に関連する感染症等の予防についても新たに追加されるなど，その適用範囲は拡大している．また，保険収載の名称も当初は「周術期口腔機能管理」であったが，2018年4月より「周術期等口腔機能管理」に変更された．
【対象手術の例】イ．頭頸部領域，呼吸器領域，消化器領域等の悪性腫瘍の手術，ロ．心臓血管外科手術，ハ．人工股関節置換術等の整形外科手術，ニ．臓器移植手術，ホ．造血幹細胞移植，ヘ．脳卒中に対する手術

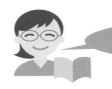

地域ケア個別会議での助言例

自立度や介護度を確認！	がんの部位・発症時期 治療内容・服薬を確認！	食事摂取状況 口腔トラブルの有無を確認！

(基本情報 表)　(基本情報 裏)　(基本チェックリスト)

化学療法をされている方へのアドバイス

免疫機能低下や凝固異常臓器障害などが起こります.

粘膜炎の予防 → 口腔内の保清と保湿
　　　　　　　粘膜を傷つける食品を避ける

対　処 → 粘膜を刺激しない清掃方法
　　　　タフトブラシの使用など

乾燥の対処 → 保湿剤の使用, 乾燥がある時は唾液腺マッサージなどは行わない

むし歯や歯周病も悪化しやすくなりますので, 定期受診の必要性も助言しましょう.

頭頸部領域の放射線療法をされている方へのアドバイス

頭頸部への放射線照射治療をしている場合は, 粘膜炎, 唾液分泌障害, 味覚障害, 嚥下障害が起こる可能性があることを助言しましょう.

味覚障害の予防 → 口腔内の保清と保湿

対　処 → 食べやすい食品, 香りや色彩, 盛り付けの工夫, だし汁を使うなど

嚥下障害 → 飲み込みやすい茶碗蒸し, ゼリー, あんかけ, トロミを付ける, 軟らかく調理するなど食事形態を変更する

口腔がんの方へのアドバイス

口腔がん, 舌がんなどで手術している場合, 切除部分が大きければ, 口腔機能維持のためリハビリテーションやセルフケア方法について指導を受けて退院します. 誤嚥性肺炎のリスクも考え, 食べること, 話すことで困っていることはないか確認を行い, 定期受診を継続することなどを助言しましょう.

胃がんの方へのアドバイス

胃がんで胃を切除している場合, 胃に負担をかけないためによく噛んでゆっくり食べる, 1回の食事量は少なめにするなどを実践していると思われます. 口腔を清潔に保つこと, しっかり噛んで食べることができる口腔環境を維持できるよう, 定期受診をすることなどを助言しましょう.

阻害要因に口腔の問題がないか
口腔ケアや衛生に問題がないか確認！

課題整理統括表

現状の生活と課題
歯科受診の有無などを確認！

介護予防サービス・支援計画書

骨吸収抑制薬・血管新生阻害薬を使用されている方へのアドバイス

顎骨壊死・顎骨骨髄炎を起こす可能性があり，スケーリングや抜歯などの観血処置を回避しなければなりません．服薬だけでなく注射や点滴という形で使用している場合もあります．歯科治療をする場合は，必ず歯科医師に伝えるよう助言しましょう．

外科処置にならないように日常のセルフケアが重要になります．骨の露出，歯がグラグラする，口腔内の傷が治りにくい，膿が出る，感覚の変化，痛みや腫れなどがあれば，できるだけ早く歯科医師に相談するよう助言しましょう．

癌性疼痛の痛み止めを使用されている方へのアドバイス

癌性疼痛の痛み止めを使用している場合，どのようにすれば安楽に過ごせるかを第一に考えて助言をしましょう．口腔乾燥の緩和，さわやかな口で過ごすためのケア方法など，具体的な助言をしましょう．

がんやがん治療の影響により口腔衛生・口腔機能で困っていることがないか尋ねましょう．元気な時に歯科治療を行っておくべきことや定期受診を助言しましょう．

治療終了から5年以上経っている方へのアドバイス

臓器障害が無い限り「がん」既往の関係で問題ないと考えられます．歯科の定期受診を助言しましょう．

歯科衛生士が知っておきたいこと

がん経験者の多くはがん治療終了後，長く経過してもしばしば身体の不調を感じることがある．また，再発・転移といった不安を抱えながら日々の生活を送っている．がん治療後も生涯，身体的・精神的問題を抱えていることを理解しておく必要がある．

第3章 **地域ケア個別会議における効果的な助言**

3—認知症

1 認知症とは

　認知症の種類により症状や病態・予後の違いはあるものの，共通しているのは，脳に起きた変化による記憶障害で日常生活に困難をきたしている状態であり，死に至る病だということです．認知症の原因疾患は70ほどあり，高齢者に多くみられるのは以下の4種類となります．

高齢者の四大認知症

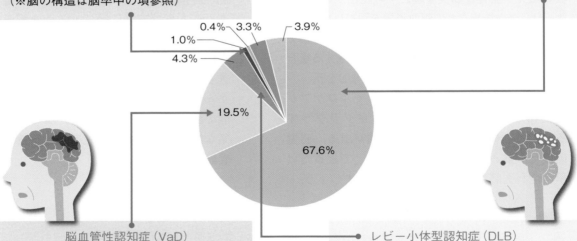

前頭側頭型認知症（FTD）

前頭葉と側頭葉に萎縮が徐々に進行し，早期より性格変化・社会性の喪失・注意，判断，実行機能低下に障害がみられる．若年発症が多い．過食・暴食・盗食・詰め込み食べ・異食などの食行動異常から誤嚥や窒息リスクも高く注意を要する．
（※脳の構造は脳卒中の項参照）

アルツハイマー型認知症（AD）

近時記憶障害（エピソード記憶の障害）・失語・失行・失認が目立つ．取り繕い反応があるので，日頃接している家族や介護者の話を良く聞き現状の見極めをする．意欲低下や易怒性が出現するケースもある．

脳血管性認知症（VaD）

脳血管障害の後遺症として現れる．脳の損傷部位，程度により機能が障害される部分と保たれる部分がある．意欲低下・感情失禁・夜間せん妄・抑うつ・自発性の低下がみられる．脳血管障害の再発は認知症状を悪化させるので再発に注意していく．
脳血管障害の後遺症である麻痺・歩行障害・構音障害・仮性球麻痺に伴う嚥下障害などがみられる．

レビー小体型認知症（DLB）

パーキンソン症候群に併発する．幻視・幻覚・視空間認知障害・妄想による不安・焦燥感・興奮・異常行動・意欲低下・パーキンソン症候群（固縮・小刻み歩行）が起こりやすい．抗精神病薬やパーキンソン治療薬の使用で症状の波があるので食事や口腔ケア，入浴などは状態の良い時間帯に合わせて行う．比較的早い時期から嚥下障害が出現し重度化しやすい．

0.4％　3.3％　3.9％　1.0％　4.3％　19.5％　67.6％

（厚生労働省：都市部における認知症有病率と認知症の生活機能障害への対応〔平成25年5月報告〕．引用）

認知症の症状

どの認知症においても必ずみられる**中核症状**と，身体の具合や環境に影響される**行動・心理症状**があります．

歯科衛生士が知っておきたいこと

軽度認知障害（MCI）とは認知症の前段階であるとされる．認知機能低下がみられるが，認知症と診断されず，日常生活に困難をきたす程度ではない．さらに，うつ病やその他の精神疾患ではないもの．この段階での対応が，回復への可能性や今後認知症へ移行した場合にも備えができるため重要．疑わしい状態であれば，医療機関への受診が望ましい．かかりつけ医から専門的医療機関への紹介，物忘れ相談医などがリスト化されている自治体もある．

中核症状：
- ■記憶障害…老化による物忘れとは異なり，新しいことを覚えられない，以前のことを思い出せない（食事を食べた体験を忘れる）
- ■見当識障害…時間・季節・場所がわからなくなる
- ■失認・失語・失行…人や物の名前がわからなくなる．長年続けてきた動作ができなくなる（服の着方や道具の使い方，歯みがき動作がわからない）
- ■実行機能障害…段取りや計画が立てられず，調理や家事ができなくなる

行動・心理症状（BPSD）：
- ■認知症において頻回に見られる知覚・思考内容・気分や行動の障害で出現には個人差がある．症状の出現は環境や関わり方により左右される
- ■妄想（物盗られ妄想）・暴言・異食（食物以外の物も口に入れる）・不穏（行動が活発になり，落ち着きがない状態）・焦燥（イライラして落ち着かない）・不安・幻覚・幻視・徘徊（無目的に歩き回る）・拒否（入浴や着替え・介護）・暴力・不眠・うつ状態など

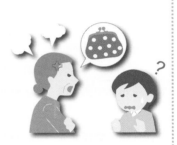

2 認知症の進行に伴う口腔の問題

口腔衛生管理が難しくなる：
認知症の進行に伴い，意欲の低下・失認により歯みがきをすることを忘れたり，歯みがきの方法を忘れて口腔内の衛生状態が悪化することがある．義歯を装着せずに食事をする，義歯を外さずに歯みがきをする，着脱できない，うがいという行為がわからず水を飲んでしまうなど，習慣だった義歯の使用や歯みがきが困難となり，認知症の進行にしたがい介助が必要となっていく．

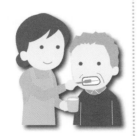

長らく歯科受診をしていない：
歯科の予約を忘れたまま何年も経過している，う蝕や歯周病の痛み，義歯が外れやすい，口腔内に傷や潰瘍ができていても感覚異常で痛みを感じにくい場合や，関心度の低下で放置していることがある．認知症が進行すると，口腔内の痛みの訴えができずに不穏となり，食事を拒んでいることもある．認知症の方の口腔の健康を守るためには，かかりつけの歯科や身近でケアする方の理解や協力が必要である．

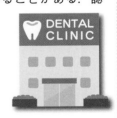

義歯の使用が難しくなっていく：
義歯の使用目的が認識できずに外してしまう，痛みや不調のために外したままになっているなど，使用しなくなっていることがある．また，義歯の保管方法や保管場所を忘れ，紛失することもある．新しい義歯を受け入れられないことも多い．

薬の副作用で口腔乾燥がみられる：
認知症の方は抗精神薬や睡眠薬を処方されていることが多く，それらの副作用で唾液分泌が減少し，口腔内は乾燥しやすい．自浄作用の低下で口腔衛生状態も悪化する．

3 疾患による口腔の問題と生活への影響

食べたことを忘れる・食具の使い方がわからない・食べ方がわからない・食物を食物として認識できない・食事動作が止まってしまう・一口量や食べるペースの調整が困難となる・むせる・食べこぼしが増える・食事に長く時間がかかるようになるなどが起きます．また，脱水症にならないように水分摂取量にも周囲が気を付けておく必要があります．

原因疾患別の障害部位と食事に関する問題

原因疾患	脳の障害部位 （萎縮の部位）	神経心理学的症状 （代表的なもの）	代表的な食事に関する問題
アルツハイマー病	側頭葉内側 （海馬）	記憶障害	食べたことを忘れる 食べる行為，食べ方がわからなくなる
	側頭頂	失認	食べ物を食べ物として認識できない 食具の使い方がわからない
		失行	口が開けられない
	前頭葉	注意障害	食事に集中できない
レビー小体型認知症	後頭葉	視空間認知障害	口と食具の位置関係がうまく把握できない
		幻視	食べ物に虫が入っているように見える
前頭側頭型認知症	前頭葉	脱抑制	早食い，他人の物も食べてしまう
		常同行動	いつも同じ食物を同じ時間に食べる
	側頭葉	失語	言葉のコミュニケーションがとりにくい

（吉田貞夫編：認知症の人の摂食障害　最短トラブルシューティング．医歯薬出版，2014より）

歯数・義歯使用と認知症発症との関係

歯がほとんどなく，義歯を使用していない人は，20本以上歯を有する人や19本以下であっても義歯を使用している人と比較して，認知症発症リスクが高くなることがわかっています．また，咀嚼機能を保ちしっかり噛んで食事をすることは，脳の血流が良くなり認知症の進行が緩やかになるといわれています．

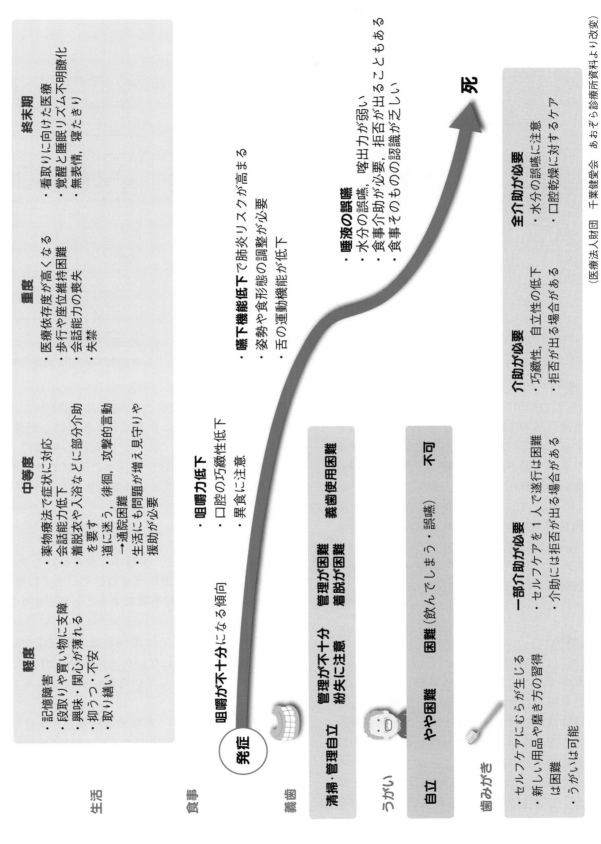

生活

軽度
- 記憶障害
- 段取りや買い物に支障
- 興味・関心が薄れる
- 抑うつ・不安
- 取り繕い

中等度
- 薬物療法で症状に対応
- 会話能力低下
- 着脱衣や入浴などに部分介助を要す
- 道に迷う，徘徊，攻撃的言動
 →通院困難
- 生活にも問題が増え見守りや援助が必要

重度
- 医療依存度が高くなる
- 歩行や座位維持困難
- 会話能力の喪失
- 失禁

終末期
- 看取りに向けた医療
- 覚醒と睡眠リズム不明瞭化
- 無表情，寝たきり

食事

発症

咀嚼力低下になる傾向
- 咀嚼力低下
- 口腔の巧緻性低下
- 異食に注意

嚥下機能低下で肺炎リスクが高まる
- 姿勢や食形態の調整が必要
- 舌の運動機能が低下

唾液の誤嚥
- 水分の誤嚥，喀出力が弱い
- 食事介助が必要，拒否が出ることもある
- 食事そのものの認識が乏しい

死

義歯

管理自立
清掃・管理自立

管理が困難
紛失に注意
着脱が困難

義歯使用困難

うがい

自立

やや困難

困難（飲んでしまう・誤嚥）

不可

歯みがき

一部介助が必要
- セルフケアを1人で遂行は困難
- 介助に拒否が出る場合がある

介助が必要
- 巧緻性，自立性の低下
- 拒否が出る場合がある

全介助が必要
- 水分の誤嚥に注意
- 口腔乾燥に対するケア

- セルフケアにむらが生じる
- 新しい用品や磨き方の習得は困難
- うがいは可能

（医療法人財団　千葉健愛会　あおぞら診療所資料より改変）

地域ケア個別会議での助言例

認知症高齢者の
自立度・介護度を確認！

今までの生活や
1日の過ごし方を確認！
発症時期や服薬を確認！

栄養状態・体重減少
口腔機能を確認！

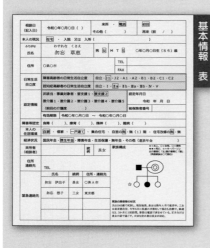

基本情報 表

基本情報 裏

基本チェックリスト

 食事に関するアドバイス

自覚症状や，理解力の低下から基本チェックリストに問題が上がってこない場合があります．量が減った，時間がかかる，軟らかい物を好んで食べる，食べたがらないという場合は，もしかしたら口の中に何か問題を抱えているかもしれません．食事の様子，体重の増減など家族からの聞き取りを行うことで，デイケアでの様子をしっかり観察してもらうなどの助言をしましょう．

食事の環境・食べ方のアドバイス

食べることに集中できる環境を作ることなどを提案しましょう．両方の奥歯でしっかり噛むことができれば，宅配のお弁当や家族と同じ食事を摂ることができ，家族の調理負担なども軽減することができます．
また逆に，次々と口に詰め込むような早食いは窒息の危険性もあるので注意が必要であることを助言しましょう．

嚥下障害（むせなど）がある方へのアドバイス

むせなどの嚥下障害は食事以外に服薬にも影響します．嚥下機能を維持することで，認知症の精神的，身体的症状をなるべく良い状態に保つことができます．医師や薬剤師さんに相談するよう助言しましょう．

歯科診療のアドバイス

本人の訴えがなくても，会話中に歯が抜けたままになっている，話す時に義歯がガタついている，口臭が強い，などから口腔内の問題を察知することができることを助言しましょう．
認知症が中等度以降では歯科治療が困難になり，新しい義歯を受け入れられないケースも多く出てくるため，認知症と診断されたら早い時期に歯科受診をするよう助言しましょう．
1人での外出が難しい，家族の通院支援が受けられない，道に迷うなどで通院が困難であれば歯科訪問診療が利用できることを助言しましょう（すべてが可という訳ではない）．
軽度なうちから歯科の定期受診を継続することで，美味しく安全に食事を摂れるようになることもあることを助言しましょう．

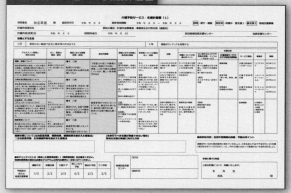

阻害要因に口腔が関係していないか 口腔衛生・ケアの問題を確認！

課題整理統括表

口腔ケア介助の必要性を確認！ 歯科受診や食べ方の評価など 計画に含まれているかを確認！

介護予防サービス・支援計画書

歯みがき・口腔ケアのアドバイス

これまで習慣であった歯みがきは，認知症が進行することで，習慣ではなくなり，口腔衛生状況の悪化が起こってきます．定期受診のほか，居宅療養管理指導があることも提案しましょう．
家族の支援の他，（デイサービス・デイケアを利用されている方は）スタッフへ昼食後の歯みがきの声かけ，促し，励ましの協力をお願いしてもらうよう助言しましょう．

歯科衛生士が知っておきたいこと

予約を忘れたまま歯科受診が途絶えていたり，口腔内の不調があっても治療が必要な状況が理解できない，痛みの訴えがない，などで歯科治療に至らないケースが多い．また，道に迷うために通院困難になっていることも考えられる．

口腔ケア介助のアドバイス

セルフケアが困難となり，口腔ケアへの介入が必要となった場合は，声かけを行い，まずは恐怖心や不安感を取り除きましょう．歯ブラシをしっかりと見せ，これから歯みがきすることを伝えます．拒否がある場合は無理して行わず，ブロックごとに分けて実施する，歯みがきの時間を変えてみるなどしましょう．痛みのないケア，不快でないケアであることが理解できると口腔ケアを受け入れてくれるケースも多くあることを助言しましょう．

歯科衛生士が知っておきたいこと

口腔ケアで介助が必要になったら，尊厳を保つことができるように介入する．歯みがき行為を認識できないと「何をされるのかわからない」「口に物を入れられる」などの恐怖心や不安から口腔ケアを拒否することがある．環境，性格，これまでの生活や大切にしてきたことなどを踏まえて，同居家族や介入するサービスができることを，過負担にならないように配慮しながら助言する．認知症は関わりの環境が良好であれば，精神的に安定したケアを継続できることが多い．

第3章 地域ケア個別会議における効果的な助言

4—糖尿病

1 糖尿病とは

　糖尿病は，「インスリン★作用不足による慢性の高血糖状態を主徴とする代謝疾患群」と定義されています．インスリンが分泌されなくなる（インスリン分泌障害），もしくはインスリンは分泌されるが効きにくくなる（インスリン抵抗性★亢進）などのインスリン作用不足によって，慢性的に血糖値が上がる病気です．わが国の糖尿病患者数は予備軍を合わせると2050万人，そのうち約40%の人が治療を受けていない，または自分が糖尿病であることを認識していないといわれています．

★インスリン：すい臓から出るホルモンで，血糖値を一定の範囲に収める働きをする．
★インスリン抵抗性：インスリンが血中に分泌されているのに，遺伝，肥満，運動不足，ストレスなどの原因により，感受性が低下して作用が鈍くなっている状態．

糖尿病のタイプ

	1型糖尿病	2型糖尿病
割合	およそ5%	およそ95%以上
患者の特徴	主に小児〜青年期	主に中高年
成因	自己免疫，遺伝因子など	遺伝因子，生活習慣
家族歴	少ない	高頻度
インスリン分泌障害	高度	軽度〜中等度（さまざま）
インスリン抵抗性	なし	あり（程度はさまざま）
特徴	インスリンが出ないよ〜	インスリンが足りないよ〜
治療	インスリン使用	食事療法と運動療法 内服薬 必要に応じてインスリン使用

インスリンの働き

　食事をすると血糖値は上昇し★，インスリンは血管に取り込んだ「糖」をエネルギーに交換します．

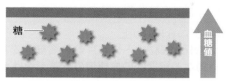

『糖』は小腸から吸収されて血管の中に入る

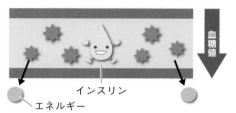

インスリンは『糖』をエネルギーに変換

インスリン

エネルギー

★**食後高血糖**：血糖値は通常食後2時間程度で140mg/dL未満に低下するが，140mg/dL以上の高い値が続く状態．重大な合併症リスクを上昇させる．

2 主な糖尿病合併症

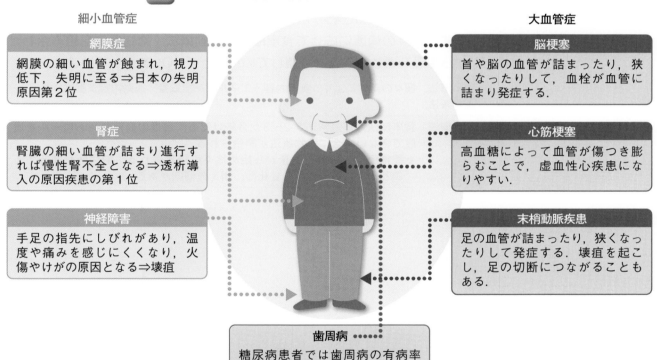

細小血管症

網膜症
網膜の細い血管が蝕まれ，視力低下，失明に至る⇒日本の失明原因第2位

腎症
腎臓の細い血管が詰まり進行すれば慢性腎不全となる⇒透析導入の原因疾患の第1位

神経障害
手足の指先にしびれがあり，温度や痛みを感じにくくなり，火傷やけがの原因となる⇒壊疽

大血管症

脳梗塞
首や脳の血管が詰まったり，狭くなったりして，血栓が血管に詰まり発症する．

心筋梗塞
高血糖によって血管が傷つき膨らむことで，虚血性心疾患になりやすい．

末梢動脈疾患
足の血管が詰まったり，狭くなったりして発症する．壊疽を起こし，足の切断につながることもある．

歯周病
糖尿病患者では歯周病の有病率が高く，重症化しやすい．

3 糖尿病の判定の基準値

糖尿病は血糖値と高血糖が慢性であることの診断が必要です.

血糖値	①空腹時血糖値（絶食時血糖値）126mg/dL以上 ②随時血糖値200mg/dL以上 ③経口ブドウ糖負荷試験の2時間値　200mg/dL以上
慢性	HbA1c★　6.5%以上 ＊HbA1cは過去1〜2か月前の血糖値を反映しますので，当日の食事や運動など短期間の血糖値の影響を受けません

＊コントロール目標値については参考資料（p.48）を参照ください.

★HbA1c：血液中のブドウ糖がヘモグロビンと結合した糖化ヘモグロビンの割合をパーセント（%）で表したもの．過去1〜2か月間の血糖コントロール状態を反映する.
★糖代謝異常：空腹時，または食後の血糖値が異常に高くなった状態.
★シックデイ：糖尿病患者が治療中に発熱，下痢，嘔吐，または食欲不振で食事がとれない状態.

4 糖尿病の治療

糖尿病は完治することが困難なため，コントロールされていることが大切です．個々の病態に応じて食事療法・運動療法・薬物療法を組み合わせながら生涯を通じて治療を継続していくことでQOLを保っていきます.

食事療法 運動療法	個々の条件により，食事内容・エネルギー摂取量，運動内容が提案される
薬物療法	食事療法・運動療法を2〜3か月続けても，目標の血糖コントロールを達成できない場合に薬物療法が開始される ＊薬物療法の内容：少量から始め徐々に増量される．糖尿病が進行することにより薬の種類も変化し，増える傾向がある

5 歯周病が糖尿病を引き起こすメカニズム

歯周病による慢性的な炎症が糖尿病を悪化させるという考え方が発表されている (Brt. Med. J).

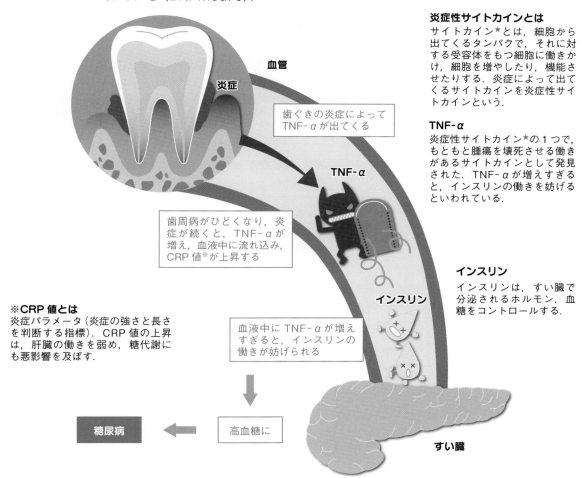

炎症性サイトカインとは
サイトカイン★とは，細胞から出てくるタンパクで，それに対する受容体をもつ細胞に働きかけ，細胞を増やしたり，機能させたりする．炎症によって出てくるサイトカインを炎症性サイトカインという．

TNF-α
炎症性サイトカイン★の1つで，もともと腫瘍を壊死させる働きがあるサイトカインとして発見された．TNF-α が増えすぎると，インスリンの働きを妨げるといわれている．

インスリン
インスリンは，すい臓で分泌されるホルモン．血糖をコントロールする．

歯ぐきの炎症によって TNF-α が出てくる

歯周病がひどくなり，炎症が続くと，TNF-α が増え，血液中に流れ込み，CRP 値※が上昇する

※CRP 値とは
炎症パラメータ（炎症の強さと長さを判断する指標）．CRP 値の上昇は，肝臓の働きを弱め，糖代謝にも悪影響を及ぼす．

血液中に TNF-α が増えすぎると，インスリンの働きが妨げられる

血管　炎症　TNF-α　インスリン　すい臓

糖尿病　←　高血糖に

（財団法人 8020 推進財団：からだの健康は歯と歯ぐきから．2007 より引用改変）

★**サイトカイン**：免疫細胞から分泌されるタンパク質の総称．受容体を介して極微量で細胞同士が連絡を取り合う信号にあたる．免疫細胞を活性化したり，呼び集めたりして身体を異物から守る働きがある．機能は複雑で多岐にわたる．

★**炎症性サイトカイン**：炎症反応を促進する働きをもつサイトカイン．疼痛，発熱，腫脹など，全身性あるいは局所的な炎症反応の原因となる．

■ 参考資料

血糖コントロール目標

目標	コントロール目標値[注4]		
	血糖正常化を 目指す際の目標[注1]	合併症予防 のための目標[注2]	治療強化が 困難な際の目標[注3]
HbA1c（%）	6.0 未満	7.0 未満	8.0 未満

> 治療目標は年齢，罹病期間，臓器障害，低血糖の危険性，サポート体制などを考慮して個別に設定する.

注1）適切な食事療法や運動療法だけで達成可能な場合，または薬物療法中でも低血糖などの副作用なく達成可能な場合の目標とする.
注2）合併症予防の観点から HbA1c の目標値を7%未満とする. 対応する血糖値としては，空腹時血糖値 130mg/dL 未満，食後2時間血糖値 180mg/dL 未満をおおよその目安とする.
注3）低血糖などの副作用，その他の理由で治療の強化が難しい場合の目標とする.
注4）いずれも成人に対しての目標値であり，また妊娠例は除くものとする.

（日本糖尿病学会編：糖尿病治療ガイド　2020-2021，33ページ，文光堂より許諾を得て転載）

高齢者糖尿病の血糖コントロール目標（HbA1c値）

		カテゴリーⅠ		カテゴリーⅡ	カテゴリーⅢ
患者の特徴・ 健康状態[注1]		①認知機能正常 かつ ②ADL 自立		①軽度認知障害～軽度 認知症 または ②手段的 ADL 低下， 基本的 ADL 自立	①中等度以上の認知症 または ②基本的 ADL 低下 または ③多くの併存疾患や 機能障害
重症低血糖が危惧される薬剤（インスリン製剤，SU薬，グリニド薬など）の使用	なし[注2]	7.0% 未満		7.0% 未満	8.0% 未満
	あり[注3]	65歳以上 75歳未満 7.5% 未満 （下限6.5%）	75歳以上 8.0% 未満 （下限7.0%）	8.0% 未満 （下限7.0%）	8.5% 未満 （下限7.5%）

治療目的は，年齢，罹病期間，低血糖の危険性，サポート体制などに加え，高齢者では認知機能や基本的ADL，手段的ADL，併存疾患なども考慮して個別に設定する. ただし，加齢に伴って重症低血糖の危険性が高くなることに十分注意する.

注1）認知機能や基本的ADL（着衣，移動，入浴，トイレの使用など），手段的ADL（IADL：買い物，食事の準備，服薬管理，金銭管理など）の評価に関しては，日本老年医学会のホームページ（https://www.jpn-geriat-soc.or.jp/）を参照する. エンドオブライフの状態では，著しい高血糖を防止し，それに伴う脱水や急性合併症を予防する治療を優先する.
注2）高齢者糖尿病においても，合併症の予防のための目標は7.0%未満である. ただし，適切な食事療法や運動療法だけで達成可能な場合，または薬物療法の副作用なく達成可能な場合の目標を6.0%未満，治療の強化がむずかしい場合の目標を8.0%未満とする.

下限を設けない．カテゴリーⅢに該当する状態で，多剤併用による有害作用が懸念される場合や，重篤な併存疾患を有し，社会的サポートが乏しい場合などには，8.5%未満を目標とすることも許容される．

注3）糖尿病罹病期間も考慮し，合併症発症・進展阻止が優先される場合には，重症低血糖を予防する対策を講じつつ，個々の高齢者ごとに個別の目標や下限を設定してもよい．65歳未満からこれらの薬剤を用いて治療中であり，かつ血糖コントロール状態が表の目標や下限を下回る場合には，基本的に現状を維持するが，重症低血糖に十分注意する．グリニド薬は，種類・使用量・血糖値などを勘案し，重症低血糖が危惧されない薬剤に分類される場合もある．

【重要な注意事項】糖尿病治療薬の使用にあたっては，日本老年医学会編「高齢者の安全な薬物療法ガイドライン」を参照すること．薬剤使用時には多剤併用を避け，副作用の出現に十分に注意する．

（日本糖尿病学会編：2020-2021糖尿病治療ガイドより）

地域ケア個別会議での助言例

自立度や介護度を確認！	血糖コントロールを確認！ 他の疾患や服薬を確認！	体重減少・BMIを確認！ 咀嚼・口腔乾燥を確認！

基本情報　表

基本情報　裏

基本チェックリスト

「噛んで食べる」アドバイス

むし歯がある，痛い，歯がグラグラする，義歯が合わないなどの症状があると良く噛むことができず，偏った食事となります．しっかり噛んで食べることができれば，食の多様性と，バランスのとれた食事が可能となり，ひいては血糖コントロールへと繋がることを助言しましょう．

口腔乾燥へのアドバイス

糖尿病のコントロールができていないと口の渇きの自覚症状があるようです．うがいをすることや，口を動かすこと，唾液腺マッサージや口の体操のパンフレットを準備しておきましょう（糖尿病の腎疾患のため水分制限のある方もいるため，水分補給についての助言は栄養士さんに繋ぎましょう）．

糖尿病特有のアドバイス

糖尿病は歯周病を増悪させ，歯周病は糖尿病を増悪させるという深い相関関係があります．糖尿病の方は易感染であるため，正しいセルフケアが必要であることや，歯周治療をすることで，血糖コントロールしやすい環境を作ることが重要であることを助言しましょう．また，糖尿病連携手帳をお持ちの方は歯科受診の際には必ず持参し，歯科のページを記入してもらうよう助言しましょう．

**阻害要因に口腔が関係していないか
口腔ケアの問題を確認！**

課題整理統括表

**口腔機能・口腔乾燥に対応しているか
歯科受診の確認！**

介護予防サービス・支援計画書

📎 **歯科衛生士が知っておきたいこと**

自覚症状が乏しいことから，自己判断で受診や服薬をやめてしまう**治療中断者**がいる．血糖コントロールが上手くできているかケアマネジャーに聞いてみよう．（わかるようであれば直近のHbA1cの数値を聞いておこう．高齢者のコントロール目標値を参考に）重症化すると体重が減り始めることもあるので資料から確認しておく．

📎 **歯科衛生士が知っておきたいこと**

食事の準備は自身で行っているのか，家族なのか，家族構成や家族との関係性，糖尿病食の知識の有無によっても食事内容は大きく変わってくる．総菜や宅配弁当といったものを利用している方もいる．口腔環境や口腔機能，食形態や食事内容がマッチしているのかも確認しておくと良い．

📎 **歯科衛生士が知っておきたいこと**

糖尿病専門医がいる．（『日本糖尿病学会ホームページ・専門医検索』で検索するなど確認しておこう）糖尿病専門病院を受診されている方は，糖尿病教育や栄養指導などの徹底した管理がなされていたり，自己管理ノート，糖尿病連携手帳なども活用しており，その中には歯科のページもある．

糖尿病連携手帳　歯科ページ

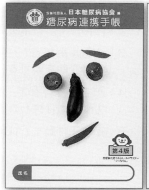
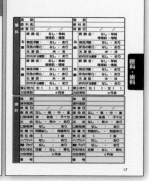

第3章 **地域ケア個別会議における効果的な助言**

5—パーキンソン病・パーキンソン症候群

1 パーキンソン病とは

　パーキンソン病はドパミン量が低下し，スムーズに身体を動かせなくなる進行性の神経変性疾患★である．錐体外路症状を主症状とする．中高年期以降に好発し，起立性低血圧，排尿障害，便秘など日常生活に障害となる症状があり，仮面様顔貌，表情が乏しいという特徴がある．

★**神経変性疾患**：脳や脊髄にある神経細胞の中で，ある特定の神経細胞群が徐々に障害を受け脱落してしまう病気．脱落してしまう細胞は病気によって異なる．大きく分けるとスムーズな運動ができなくなる病気，体のバランスがとりにくくなる病気，筋力が低下する病気，認知能力が低下する病気などがある．

四 大症状：パーキンソニズム

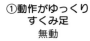

①動作がゆっくり
すくみ足
無動

②-1 手足のふるえ
安静時振戦

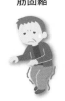

②-2 手足・
体幹のこわばり
筋固縮

③転びやすい
小刻み歩行，加速歩行
姿勢反射障害

ホーン＆ヤールの重症度分類表

	生活機能障害度
1：片側だけの障害で，軽度	I度：日常生活・通院にほとんど介助を要しない
2：両側性で，日常生活が不便	
3：姿勢反射障害★・突進現象があり，起立・歩行に介助を要する	II度：日常生活・通院にほとんど介助を要する
4：起立や歩行など，日常生活の低下が著しく，労働能力は失われる	
5：車椅子移動または寝たきりで全介助状態	III度：起立不能・日常生活全介助

★**姿勢反射障害**：外力を受けた時に姿勢を立て直そうとする反射の障害．前方や後方に軽く押されただけでも体勢を立て直せずに小走りに足を送ったり，倒れたりする現象がみられる．

治療

①薬物療法

薬物の種類
L-dopa（レボドパ）
ドパミンアゴニスト
抗コリン薬
アマンタジン
MAO-B阻害薬
COMT素材薬
ゾニサミド

パーキンソン治療薬には多種類あるが，ウェアリング・オフ現象や幻覚，浮腫，ジスキネジア，口渇などの副作用が問題になることもある．パーキンソン病の治療の中心は，薬物療法で，不足しているドパミンを補うドパミン補充療法である．ドパミン補充療法は治療を始めて3〜5年間はよく効いてほぼ普通の生活が送ることができるが，徐々に効き目が悪くなり，ドパミンが効いている時間が短くなるウェアリング・オフや，ドパミンが効いている時に手足が勝手に動いてしまうジスキネジアが現れる．服用時間に関係なく症状が変動すること（オン・オフ現象）があるため，**食事や口腔ケアを行う時間帯や方法に工夫が必要である**．

②手術療法・脳深部刺激療法：薬物療法を行ってもコントロールが困難な場合

2 パーキンソン症候群とは

パーキンソン症候群はパーキンソニズムをきたす疾患でパーキンソン病以外の疾患を指します．

※原因によって治療法が異なるので，パーキンソン病かパーキンソン症候群（その原因が何か）が重要

パーキンソニズムを呈する神経変性疾患とパーキンソン症候群

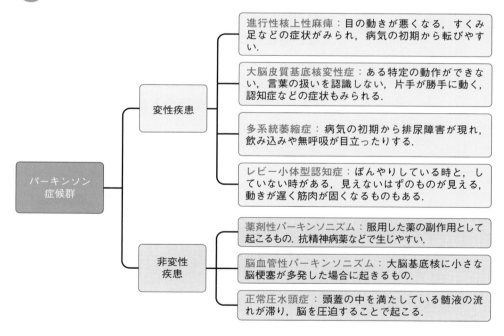

3 口腔の問題

歯みがき動作への障害: パーキンソン病四大症状（パーキンソニズム）により，歯みがき動作にしにくさや困難さが出てくる.

不随意運動（ジスキネジア）: 不足するドパミン★を補充する薬剤，L-dopaの副作用として不随意運動（ジスキネジア）があり，口をもぐもぐさせる，舌の突出，口すぼめなどがみられることがある.

誤嚥性肺炎: 嚥下障害は高頻度に認められ誤嚥性肺炎の発症リスクが高い．咳反射や嚥下反射に関連するサブスタンスP★の低下で睡眠中の不顕性誤嚥から，誤嚥性肺炎を起こしやすい.

★ドパミン：中枢神経に存在する神経伝達物質．アドレナリンやノルアドレナリンの前駆物質．運動の調節，ホルモンや循環の調整，学習，意欲，喜び，快楽などに関与している.
★サブスタンスP：神経伝達物質の1つ．広範囲な生理機能と疾患病態に関与しており痛覚，炎症，嚥下，情動などに関係する.

4 疾患による口腔の問題と生活への影響

　重症度や薬剤コントロールの状態により，コミュニケーションの問題，食事の問題，口腔衛生に関する問題へつながります．パーキンソン病の初期ではL-dopaの効果がよく出ますが，進行するにつれL-dopaが効いていない時にウェアリング・オフ症状が出現し，生活や運動に支障をきたすようになります．L-dopaの副作用により，全身や口の不随意運動（ジスキネジア）が生じることがあります．食事や口腔ケアは，なるべく調子の良い（オンの）状態の時に行うと良いでしょう.

＊主なウェアリング・オフ症状＊

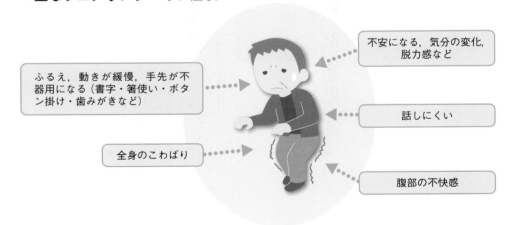

ふるえ，動きが緩慢，手先が不器用になる（書字・箸使い・ボタン掛け・歯みがきなど）

全身のこわばり

不安になる，気分の変化，脱力感など

話しにくい

腹部の不快感

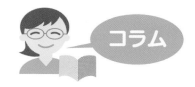

地域ケア個別会議に参加している歯科衛生士のコメント

地域ケア個別会議は，対象者のQOLの向上と，その人らしい生活を継続するため多職種が話し合う会議です．口腔内の状況だけを論じる場ではないので，最初は，課題に口腔との関連性はないかということを資料や多職種の助言から考察することをお勧めします．

口腔内の清掃度が低下すると，誤嚥性肺炎のリスクが上昇，咀嚼能力の低下と低栄養から筋力が低下し，そして筋力低下は転倒のリスクを招きます．地域ケア個別会議にリハ職と並んで歯科衛生士が助言を求められているのは，口腔の課題解決が自立支援に大きな役割があると認識されたからだと思い，助言をしています．

YMさん

地域ケア個別会議に初めて参加した時，多職種の中でどんな言葉を使い，何を話していいのかと会議中ドキドキでした．そして，会議が終わったら言い忘れたことも多く，『あれも，これもアドバイスすれば良かった』とがっかりすることの連続でしたが，回を重ねるごとに雰囲気にも慣れ，資料を読み取るコツもわかり，だんだん的確な助言ができるようになりました．また，多職種の助言から，口腔以外の知識も増え，資料から対象者の生活背景を想像し助言ができるようになりました．

NKさん

最初は口腔のことだけにとらわれがちでしたが，課題解決のために，運動，栄養，口腔が繋がっていることを意識した助言をすることを心がけています．また，対象者の生活を想像し，実際に取り組むことができる具体的な助言をするよう気を付けています．

多職種の助言を理解するためにも，全身疾患や血液データの見方，薬の知識，地域のフォーマル・インフォーマルサービスなどについて事前に調べておくと安心して臨めると思います．

MMさん

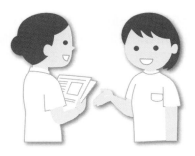

地域ケア個別会議での助言例

自立度や介護度を確認！

発症時期や服薬を確認！

歯みがき時の移動・巧緻性 口腔トラブルの有無を確認！

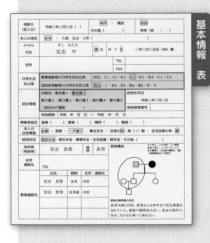

基本情報　表

基本情報　裏

基本チェックリスト

発症時期と経過に伴う症状の出現へのアドバイス

発症から5，6年経つとさまざまな症状がみられます．食事・会話・口腔ケアに困っていることがないかを確認し，具体的に助言しましょう．歯科治療が困難になる時期がくるため，病状が安定している時期の歯科受診，また定期的な受診が大切であることを助言しましょう．

治療薬の影響も確認する

パーキンソン病治療薬の副作用としてジスキネジア，口腔乾燥，オフ症状が摂食嚥下機能を悪化させる場合があること，「むせない誤嚥」が多い点などから誤嚥性肺炎のリスクが高いことを助言しましょう．
調子の良い（オンの）状態の時に食事時間を調整していくなどの提案をしましょう．

📎 歯科衛生士が知っておきたいこと

　治療を始めて一般に3～5年は，パーキンソン病治療薬を服用し，安定する「ハネムーン期間」とよばれる．一方で病気が進行してくると比較的多くみられるウェアリング・オフ現象やジスキネジアとよばれる運動合併症が現れる．進行期パーキンソン病になると，歯科治療が困難になってくるため，なるべく病状が安定している時期に歯科治療をしておくことも重要である．

　認知機能が低下している方もいることを念頭に置く．

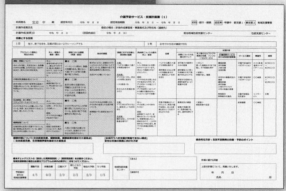

できる限りご自身で行えるように薬効時間に合わせてセルフケアの時間を調整していくよう提案しましょう.

立つ・歩くが困難であれば,洗面所へ移動をせずに歯みがきができるよう工夫したり,洗面所に椅子を置くなどして,姿勢の保持や転倒リスクが軽減できるよう助言しましょう.

手指の巧緻性の問題で食事や歯みがきでの困りごとがあれば,グリップの太さ,毛の軟らかい歯ブラシ,歯ブラシの角度,電動歯ブラシの使用など具体的に提案しましょう.

起立性低血圧を起こしやすいので口腔ケアで姿勢を変える時やベッドの背もたれを動かす時は注意するように伝えます.

 歯科衛生士が知っておきたいこと

セルフケア時は姿勢が安定するように椅子に腰掛けて行い,姿勢が傾くようであればクッションなどで姿勢を整えることも大事である.

また,転倒や起立性低血圧を起こしやすいため,体位変換には注意が必要である.

第3章 **地域ケア個別会議における効果的な助言**

6—高齢者に多い整形疾患

1 在宅高齢者に多い自立生活を阻害する整形疾患

セルフケアや歯科受診の妨げとなっていないか確認を行い，適切な助言に繋げられるようにしておきましょう．

腰部脊柱管狭窄症

①疾患の説明

加齢，労働，背骨の疾患などの影響で，脊柱管（背骨の中を通る脊髄の通り道）を構成する骨や靭帯の肥厚，椎間板の突出などで脊柱管が圧迫を受けて狭くなる疾患です．

②症状

歩行時や立位で臀部から下肢にかけての痛みやしびれがみられる疾患で，最も特徴的なのは歩くと症状が悪化し，休むとやわらぎます（間歇性跛行）．前かがみの姿勢では症状が和らぎ，歩くと休み休みになるが，自転車に乗ると楽になるというのも特徴．

③治療

リハビリテーション，コルセット使用，神経ブロック，薬物療法（脊髄神経の血行を改善する薬剤使用など）があげられます．改善がみられず日常生活に支障が出る場合には，手術治療（除圧術，固定術など）が検討されます．

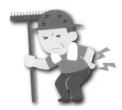

変形性膝関節症

①疾患の説明

　膝の関節の軟骨がすり減ることにより，歩行時に膝の痛みが出現する疾患です．多くは関節軟骨の老化が原因で，肥満，Ｏ脚，閉経後のホルモンバランス，素因（遺伝子），生活習慣などが関与しています．また，骨折，外傷，感染の後遺症として発症することもあり，女性に多くみられます．

②症状

　膝の痛みと水が溜まるのが主な症状としてあげられます．

初期	立ち上がり，歩きはじめなど動作の開始時のみに痛み，休めば痛みがとれる
中期	正座や階段の昇降が困難となる
末期	安静時にも痛みがとれず，変形が目立ち，膝が伸びず歩行が困難になる

③治療

　軽度では痛み止めの内服薬・外用薬の使用，ヒアルロン酸注射，リハビリテーション（大腿四頭筋強化訓練，関節可動域改善訓練，平らな場所でのウォーキングなど），温熱療法（温めた後に膝を伸ばす），装具使用（足底板・膝装具など）などがあります．改善がみられず日常生活に支障が出る場合には，手術治療（人工関節置換術など）が検討されます．

圧迫骨折

①疾患の説明

　上下方向からの強い力が加わって生じる背骨の骨折です．骨粗鬆症などで特に骨がもろくなっている場合などは，後方へ転倒し尻もちをついた時やくしゃみをしただけで骨が潰れてしまうこともあります．

②症状

　痛みには特徴があり，寝ている姿勢から起き上がろうとする瞬間に鋭い痛みが生じ，一旦立ち上がればあまり痛くなく，歩行もなんとか可能というもので，「体動時腰痛」といわれます．

③治療

　基本は保存治療です．受傷後１か月の間，骨折部は不安定で容易に変形しますので特に注意が必要です．硬めのコルセットを使用し，骨折の程度によってはギプスを身体に巻いたりします．これによって，痛みを軽くし，変形の進行をできるだけ防ぎます．

粗鬆症

①疾患の説明

　女性ホルモンのエストロゲンの欠乏，運動不足などの生活習慣，加齢などの原因により，骨の強度が低下し，もろく骨折しやすくなる疾患です．次の2種類があります．

原発性骨粗鬆症	明らかな疾患が無く，女性ホルモン低下や加齢によるもの（約9割）
続発性骨粗鬆症	甲状腺機能亢進症やクッシング症候群などの内分泌疾患，胃切除や吸収不良症候群など栄養に関した疾患，ステロイドなどの薬剤，糖尿病など特定の疾患や薬剤の影響で二次的に起きる．

②症状

自覚症状はほとんど無く，転倒やくしゃみなどのわずかな衝撃で骨折しやすくなります．脊椎の推体が押しつぶされて骨折すると，背骨の変形で背中が盛り上がった状態になり，首，肩，腰，呼吸器，消化器などに多様な症状が出て，日常生活に影響します．大腿骨骨折は多くが寝たきりの原因となるので注意が必要です．

③治療

薬剤治療が主（骨吸収抑制剤，骨形成促進薬，骨・カルシウム代謝調整薬）となります．バランスの良い食事や適度な運動などの生活習慣の改善が重要です．

節リウマチ

①疾患の説明

　関節の内面を覆っている滑膜に炎症を起こし，関節の痛みや腫れ，こわばりなどを引き起こす自己免疫疾患です．

②症状

関節の腫れや激しい痛みを伴い，関節を動かさなくても痛みが生じるのが，他の関節の病気と異なる点です．全身のどこの関節にも痛みが生じる可能性があり，特に手首や手指の関節に多くみられます．関節の炎症が長く続くと軟骨・骨が少しずつ破壊され，関節の変形や脱臼，硬くこわばる強直，曲げ伸ばしが難しくなる拘縮を引き起こし，日常生活に大きな支障をきたします．炎症が強ければ，発熱，全身倦怠感，体重減少，食欲不振といった全身症状を伴うこともあります（関節破壊の進行度はステージⅠ～Ⅳに分類）．

③治療

関節が壊れないようにきちんと治療することが大事です．そのため，薬物療法（抗リウマチ薬，ステロイド性抗炎症薬，非ステロイド性抗炎症薬などの使用）が中心となり，そのうえでリハビリテーション，装具使用（頸椎カラーや足底板）などを検討します．変形等による関節の障害が残る場合は，手術治療の検討（人工関節置換術，滑膜切除術，関節固定術など）を検討することになります．また，適度な運動と安静，食事など規則正しい生活を送ることも重要です．喫煙や歯周病が関与していると考えられ，禁煙指導などを行います．

サルコペニア

高齢期にみられる骨格筋量の減少と筋力もしくは身体機能（歩行速度など）が低下した状態．

ロコモティブシンドローム

立つ，歩く，作業するといった運動器の障害によって身体能力（移動機能）が低下した状態です．

フレイル

加齢とともに心身の活力（運動機能や認知機能など）が低下し，心身の脆弱性が出現した状態です．

地域ケア個別会議での助言例

基本情報 表

基本情報 裏

基本チェックリスト

 歯みがきのアドバイス

洗面所までの移動が容易であるのか確認しましょう．困難であれば，食卓やベットサイドでのセルフケアを提案しましょう．その際はガーグルベースンやコップ，水などの準備を誰が行うのかも併せて助言しましょう．

 歯みがき道具のアドバイス

痛みなどで歯ブラシが持ちづらいようであれば，把柄部を持ちやすくする，太く持ちやすい歯ブラシの紹介，電動歯ブラシなどの提案をしましょう．

 転倒を予防する歯みがき

転倒歴，転倒への不安やリスクが大きい方には椅子に座ってセルフケアができるよう提案しましょう．洗面所への椅子の配置，スペースがない場合は食卓で座って磨いた後，うがいのみ洗面所で行うなど具体的に助言しましょう．

義歯清掃のアドバイス

義歯を使用している方においては，セルフケア時に両手を使用します．立位保持が困難であったり，転倒への不安やリスクが高い方は安全に義歯の清掃ができるよう，座って行うよう助言しましょう．

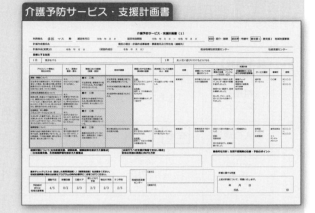

上部バブル（左）：
阻害要因に口腔の問題がないか
口腔ケアの問題を確認！

上部バブル（右）：
移動困難や口腔に痛みがあるか確認！
歯科受診ができるか確認！

課題整理統括表

介護予防サービス・支援計画書

歯科受診のアドバイス

歯科受診を勧める場合は，独居なのか，家族の通院支援が受けられるか確認しましょう．かかりつけ歯科が無く，ご自身のみで受診される場合は，その方の歩行能力に合わせた歯科医院，通院しやすい歯科医院，階段や段差の有無なども考慮して提案しましょう．
歯科受診が必要であるにもかかわらず，通院が不可能である場合は，訪問歯科診療があることも助言しましょう．

ビスホスホネート系薬剤についてのアドバイス

骨吸収抑制薬・血管新生阻害薬を使用されている方は顎骨壊死・顎骨骨髄炎を起こす可能性があり，スケーリングや抜歯などの観血処置を回避しなければなりません．服薬だけでなく注射や点滴という形で使用している場合もあります．医師から歯科医師に診療情報提供書を書いてもらうように助言しましょう．歯科治療をする場合は，必ず歯科医師に伝えるよう助言しましょう．

> ビスホスホネート系薬剤（BP剤）などの服用がないかケアマネジャーに確認しましょう

歯科衛生士が知っておきたいこと

骨吸収抑制薬・血管新生阻害薬の名称，使用の有無
　骨吸収抑制薬
　ビスホスホネート系薬剤
抗RANKL抗体製剤（デノスマブ）
血管新生阻害薬
　商品名：アバスチン
　　　　　サイラムザ
　　　　　ザルトラップ

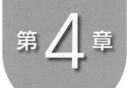

第4章 地域ケア個別会議の事例
1-認知症

包括支援センター

《基本情報》　　　　　　　　　　　　　　　　　　　　作成者：

相談日 (記入日)	令和○年○月○日（ ）	来所 ・ 電話 その他（ 　　　）	初回 再来（前　/　）	
本人の現況	在宅 ・入院　又は　入所（ 　　　　　　　　）			
ふりがな 氏名	わすれな　くさえ 勿忘　草恵	男 女	M T S	○年○月○日生　86歳
住所	○県○市	TEL		
		FAX		
日常生活 自立度	障害高齢者の日常生活自立度	自立・J1・J2・A1・A2・B1・B2・C1・C2		
	認知症高齢者の日常生活自立度	自立・I・IIa・IIb・IIIa・IIIb・IV・V		
認定情報	非該当・事業対象者・要支援1・要支援2		認定年月日	
	要介護1・要介護2・要介護3・要介護4・要介護5		令和　年　月　日	
	（前回の介護度　　　　　　　）		被保険者番号	
	有効期限　　令和○年○月○日～令和○年○月○日			
障害等認定	身障（ 　　）, 療育（ 　　）, 精神（ 　　）, 難病（ 　　）			
本人の 住居環境	自家・借家・一戸建て・集合住宅・自室の 有・無（1）階・住宅改修の 有・無			
経済状況	国民年金・厚生年金・障害年金・生活保護・無年金・その他（ 遺族年金　　　　　　　　）			

来所者 (相談者)	勿忘 衣手美	続柄	長女
住所 連絡先	TEL		

	氏名	続柄	住所・連絡先
緊急連絡先	勿忘 衣手美	長女	○県A市
	勿忘 想子	三女	東京都

家族構成
◎□＝本人, ○＝女性, □＝男性
●■＝死亡, ☆＝キーパーソン
主介護者に「主」副介護者に「副」
（同居家族は○で囲む）

家族の関係等の状況
夫とは45歳で死別し，現在独居．長女は県内A市で就労中．
三女は東京都在住，今年5月に乳癌の手術をして現在も治療
中．娘達は2，3か月に1回訪問．普段は電話で済ませている．
正月などは長女の家で過ごす．大切な決め事は長女が対応．

《介護予防に関する事項》

今までの生活	夫が45歳で死去(本人は当時35歳)三女は1歳だった．その後，夫の会社を人に任せ，その会社に就職，夫の母親と娘3人と生活．8年前に次女が亡くなりショックを受けていた際，傾聴ボランティアに支えてもらった縁もあり，5年前までボランティアに参加していた．5年前，腰部脊柱管狭窄症の手術，その後大腸ポリープ除去手術も行っている．3年前2階ベランダへ出ようとして転倒し，背中，左膝打撲．近年，火の消し忘れ，鍋焦がし，鍵のつけっぱなしなどあり，子どもとの同居も考えたが住み慣れた家で過ごしたいとの希望が強い．自分でできる事はなるべく行い，下肢筋力も低下しないよう，1日1回は散歩に出るようにしている．

現在の生活状況 (どんな暮らしを送っているか)	1日の生活・過ごし方		趣味・楽しみ・特技	
	・自分でできる家事(簡単な調理など)を行う ・日課として新聞を読む，日記を書く，家計簿をつける ・デイケア週1回利用		(趣味)特別ないが，興味のある新聞の記事の切り抜きをし，ノートに貼っている． 日課として毎日日記を書く． (性格)前向き，几帳面，神経質，依存的．	
	時間	本人	介護者・家族	友人・地域との関係
	7：00 7：30〜 9：00〜 13：00〜 14：00〜 16：00〜 19：00〜	起床/整容 朝食，服薬 新聞(切抜き) テレビ 昼食，服薬 散歩，買い物 テレビ 入浴 夕食，服薬 日記，家計簿，就寝	(食事) パン，野菜 牛乳(乳製品) インスタント食品 麺類 肉，魚類 夜間トイレ2回	行き来する友人はいないが，何かあると声をかけ，助けてもらっている．

《現病歴・既往歴と経過》(新しいものから書く・現在の状況に関連するものは必ず書く)

年　月	病名	医療機関・医師名 (主治医・意見作成者に☆)			経過	治療の場合は内容
○年○月	認知症	N神経内科 クリニック			治療中 観察中 その他	アリセプトD錠 5mg
○年○月	脳梗塞 大腸ポリープ	T病院	☆		治療中 観察中 その他	バイアスピリン錠 100mg
○年○月	腰部脊柱管 狭窄症	S整形外科			治療中 観察中 その他	リマプロストアルファデクス錠 5μg, モーラステープL 40mg 半年に1回注射
不明	逆流性食道炎 脂質異常症	T病院	☆		治療中 観察中 その他	オメプラゾール錠 20mg メバロチン錠 500μg

《現在利用しているサービス》

公的サービス	非公的サービス
・介護予防通所リハビリテーション(週1回) ・介護予防訪問介護(週2回)	・市緊急時通報システム

No.	質問項目	回答（いずれかに○をお付け下さい）	
1	バスや電車で1人で外出していますか	0.はい	（1.いいえ）
2	日用品の買物をしていますか	（0.はい）	1.いいえ
3	預貯金の出し入れをしていますか	（0.はい）	1.いいえ
4	友人の家を訪ねていますか	0.はい	（1.いいえ）
5	家族や友人の相談にのっていますか	（0.はい）	1.いいえ
6	階段を手すりや壁をつたわらずに昇っていますか	0.はい	（1.いいえ）
7	椅子に座った状態から何もつかまらずに立ち上がっていますか	0.はい	（1.いいえ）
8	15分位続けて歩いていますか	0.はい	（1.いいえ）
9	この1年間に転んだことがありますか	（1.はい）	0.いいえ
10	転倒に対する不安は大きいですか	（1.はい）	0.いいえ
11	6カ月間で2〜3kg以上の体重減少がありましたか	（1.はい）	0.いいえ
12	身長　154cm　体重　43kg　（BMI＝18.1　）（注）		
13	半年前に比べて固いものが食べにくくなりましたか	1.はい	（0.いいえ）
14	お茶や汁物等でむせることがありますか	（1.はい）	0.いいえ
15	口の渇きが気になりますか	（1.はい）	0.いいえ
16	週に1回以上は外出していますか	（0.はい）	1.いいえ
17	昨年と比べて外出の回数が減っていますか	1.はい	（0.いいえ）
18	周りの人から「いつも同じ事を聞く」などの物忘れがあるといわれますか	（1.はい）	0.いいえ
19	自分で電話番号を調べて，電話をかけることをしていますか	（0.はい）	1.いいえ
20	今日が何月何日かわからない時がありますか	（1.はい）	0.いいえ
21	（ここ2週間）毎日の生活に充実感がない	（1.はい）	0.いいえ
22	（ここ2週間）これまで楽しんでやれていたことが楽しめなくなった	（1.はい）	0.いいえ
23	（ここ2週間）以前は楽にできていたことが今ではおっくうに感じられる	1.はい	（0.いいえ）
24	（ここ2週間）自分が役に立つ人間だと思えない	1.はい	（0.いいえ）
25	（ここ2週間）わけもなく疲れたような感じがする	1.はい	（0.いいえ）

（注）BMI＝体重（kg）÷身長（m）÷身長（m）が18.5未満の場合に該当とする.

利用者名　勿忘草恵　　　　令和　年　月　日

自立した日常生活の阻害要因（心身の状態・環境等）
① 筋力低下　② 転倒への不安　③ 物忘れ
④　　　　　⑤　　　　　　　⑥

分類	状況の事実	現在	要因	改善／維持／悪化の可能性	備考（状況・支援内容等）	検討の必要性（有／無）事前	検討の必要性（有／無）事後
運動・移動	移動　屋内移動	自立・（見守り）・一部介助・全介助	① ②	（改善）・維持・悪化	・ぶらつきあり、外出時に杖は使用せず、転倒もあり	運動・移動	運動・移動
	屋外移動	自立・（見守り）・一部介助・全介助	① ②	（改善）・維持・悪化			
	食事　食事内容	支障なし・（支障あり）		改善・維持・（悪化）	・時折むせてしまうことがあり、最近固いものを避けている	有	
	食事制限	（自立）・見守り・一部介助・全介助		（改善）・維持・悪化			
	調理	自立・（見守り）・一部介助・全介助		（改善）・維持・悪化			
日常生活	買い物	（自立）・見守り・一部介助・全介助		（改善）・維持・悪化	・軽い物や総菜など買い物に出かけられる	日常生活	日常生活
	更衣	自立・（見守り）・一部介助・全介助		（改善）・維持・悪化			
	洗濯	自立・（見守り）・一部介助・全介助	① ②	改善・（維持）・悪化			
	掃除	自立・（見守り）・一部介助・全介助		（改善）・維持・悪化			
	整理・物品の管理	自立・（見守り）・一部介助・全介助		（改善）・維持・悪化			
	金銭管理	自立・（見守り）・一部介助・全介助		改善・（維持）・悪化			
社会参加	社会との関わり	支障なし・（支障あり）	① ②	改善・（維持）・悪化	・鍋焦がしや玄関の鍵のつけっぱなしあり	社会参加	社会参加
	コミュニケーション能力	（支障なし）・支障あり		改善・（維持）・悪化		有	
健康管理	排泄　排尿・排便	（支障なし）・支障あり		改善・（維持）・悪化		健康管理	健康管理
	排泄動作	（自立）・見守り・一部介助・全介助		（改善）・維持・悪化	・ズボン、靴下は座ってはく		
	口腔　口腔衛生	支障なし・（支障あり）		改善・（維持）・悪化	・義歯に不具合があるため歯科約3年ほど受診なし、義歯が見当たらなくなる	有	
	口腔ケア	（自立）・見守り・一部介助・全介助		（改善）・維持・悪化			
	入浴	自立・（見守り）・一部介助・全介助		改善・（維持）・悪化			
	服薬	自立・（見守り）・一部介助・全介助	③	（改善）・維持・悪化	・飲み忘れがあり、残薬がみつからなかった		
	褥瘡・皮膚の問題	（支障なし）・支障あり		改善・（維持）・悪化			
	認知	支障なし・（支障あり）		改善・（維持）・悪化	・脊柱管狭窄症の悪化から5年ほど地域行事への参加が途絶えている		
その他	行動心理症状（BPSD）	（支障なし）・支障あり		改善・（維持）・悪化		その他	その他
	精神状態	（支障なし）・支障あり		改善・（維持）・悪化			
	居住環境	（支障なし）・支障あり		改善・（維持）・悪化			
	介護力	（支障なし）・支障あり		改善・（維持）・悪化			

利用者及び家族の生活に対する意向

見通し（〇〇することで〇〇できる）	解決すべき課題（ニーズ）	優先順位
・デイケアでのリハビリテーションに加え、習った体操や運動を、無理のないよう自宅で毎日行うことで筋力や身体バランスの維持・向上が見込める	**運動・移動**　転倒に気を付けながら、歩の距離を延ばす	2
・デイケアでの家事動作訓練、リハビリテーションの整備を行い、日常生活でできることを増やす	**日常生活**　室内に物干しを作り、位置を低くする事、設置する事で、自分でできることを増やす	3
・リハビリテーションにより、転倒リスクの軽減、転倒を図ることで、外出の機会が増え、他者と交流する機会も増える	**社会参加**　傾聴ボランティアを再開し、地域のサロンにも参加する	4
・服薬管理を行い、病気の悪化や進行を防ぐ　・歯科受診をすることで、しっかり噛んで食べることのできる口腔環境に整える	**健康管理**　家族の支援を受け、受診や服薬を正しく行いながら、健康に生活する	1

利用者名　勿忘草恵　殿　認定年月日　令和　　年　　月　　日

計画作成者氏名　　　　　　　　　　　　　　　　　　委託の場合：計画作成事業者・事業者名及び所在地（連絡先）

計画作成（変更）日　令和　年　月　日　　（初回作成日　令和　年　月　日）

目標とする生活

1日	無理のない範囲で安全に散歩などの外出をする	

アセスメント領域と現在の状況	本人・家族の意欲・意向	領域における課題（背景・原因）	総合的課題	課題に対する目標と具体策の提案	
運動・移動について 脊柱管狭窄症の術後，しびれや痛みが軽減し，短距離の散歩が可能となっている．杖歩行が苦手であり，もしくは認知症により忘れるため，何度か転倒している．転倒リスクが高い．	本人：転倒の不安は大きいが，杖は使いたくない	■有　□無 転倒リスクが高い 杖を使う事の必要性を理解してもらう	下肢筋力の低下が顕著にみられ，転倒リスクが高い 術後，しびれや痛みは軽減しているが，難しい家事動作がある	目標： 痛みを軽減し，転倒に気を付けながら日常生活を送る 具体策： デイケアにて理学療法士，作業療法士による専門的アプローチを受ける 習った運動を自宅で行う 散歩の距離を延ばす	
日常生活（家庭生活）について 脊柱管狭窄症があり，休み休み家事をこなす．買い物，掃除機をかける，洗濯物を干すなど動作が難しく，訪問介護に頼っている部分が多い． 近年は鍋焦がし，鍵の閉め忘れなどの問題が出てきている．	本人：できることは自分で行いたい，できないことを手伝ってほしい	■有　□無 できる家事，できない家事を見極め，できないことについては適切にサポートする．家事が行いやすい動作環境を整える			
社会参加，対人関係・コミュニケーションについて 以前は傾聴ボランティア，地域の行事にも積極的に参加していたが，脊柱管狭窄症が悪化して以来，参加できていない．本人は再開したいとの希望がある．	本人：私が行かなくなって，みんな心配していると思う	■有　□無 独居のため，会話や刺激が少なくなることでの認知機能，口腔機能の低下がある	服薬管理ができなくなってきている，物忘れも多くなり，認知症の進行が心配 他者との交流の機会も減っている	目標： 受診や服薬を正しく行い，健康な生活を送る 具体策： 目で確認できる服薬表などコミュニテイスペースへの参加の促し	
健康管理について 薬の飲み忘れがあり，残薬が見つかった．家族の支援を受け医科への定期受診はできているが，歯科へは行っていない．	本人：時々，薬を飲むのを忘れることがある	■有　□無 服薬管理が難しくなってきている 歯科受診ができていない			

健康状態について（主治医意見書，健診結果，観察結果を踏まえた留意点）
□主治医意見書，生活機能評価を踏まえた留意点

［本来行うべき支援が実施できない場合］
妥当な支援の実施に向けた方針

基本チェックリストの（該当した質問項目数）/（質問項目数）をお書きください．
地域支援事業の場合は必要なプログラムの枠内の数字に○印をつけてください．

	運動不足	栄養改善	口腔ケア	閉じこもり予防	物忘れ予防	うつ予防
予防給付または地域支援事業	5/5	2/2	2/3	0/2	2/3	2/5

担当地域包括支援センター　　　　　　　　　　　　　　包括支援センター

| 1年 | 傾聴ボランティアを再開する |

具体策についての意向 本人・家族	目標	支援計画					
		目標についての支援のポイント	本人等のセルフケアや家族の支援，インフォーマルサービス	介護保険サービスまたは地域支援事業	サービス種別	事業所	期間
本人：子どもたちに迷惑を掛けずに済むように，頑張りたい． 家族：散歩は続けてほしいが，転倒しないか不安，杖を使ってくれるようになると，少し安心です．リハビリを頑張ってほしい．火事がとても怖いです．	これからも自分の住み慣れた家，地域で暮らす リハビリや指導を受けることで痛みなく，家事や日常生活を継続することができるようになる	リハビリを受ける際には，頑張りすぎないよう注意が必要 日常生活動作に工夫を加える	〈本人〉習った運動を自宅で実施し，日記にその記録を残す 買い物リストを作る 〈家族〉本人ができない家事の支援	機能訓練 家事支援（買い物，掃除，調理） 特殊寝台特殊寝台付属品	介護予防通所リハビリテーション 介護予防訪問介護 介護予防福祉用具貸与	○○デイケア ヘルパーステーション△△ ◇◇シルバーサービス	R○年○/○ ～ R□年□/□ R○年○/○ ～ R□年□/□ R○年○/○ ～ R□年□/□
本人：ずっと座っていると，痛くなるので，ボランティアやサロンへ参加はしたいが，少し不安 家族：薬の飲み忘れがとても気になっています．何か良い方法があれば教えてほしい	受診や服薬を正しく行うことで，痛みや，病気の進行を抑え，本人も家族も安心して生活できるようになる	服薬状況の確認 家族の支援を受け，受診を続ける，また，歯科受診もする	〈家族〉病院受診の送迎外出支援		医療機関	N神経内科クリニック T病院 S整形外科 K歯科	

総合的な方針：生活不活発病の改善・予防のポイント

運動を行いながら現状維持に努めていきましょう．日常生活に不足や不安がないよう支援と助言をさせていただきます．1日，1年の目標に向かって無理のない生活を送りましょう．

地域包括支援センター	【意見】
	【確認印】

計画に関する同意

上記の計画について，同意いたします．
　　年　　月　　日
　　　氏名　　　　　　　　　印

第4章

地域ケア個別会議の
事例

勿忘草恵さんに対する助言内容
(わすれなくさ え)

1-認知症

薬剤師

- 服薬管理についてですが，お一人暮らしですし薬の飲み忘れがあるようなので，かかりつけ薬局の薬剤師，もしくは主治医の先生に相談してください．一包化，剤型変更，減薬，服薬回数を減らすなどの対応が可能です．
- お薬カレンダーの使用などがお勧めです．
- 血液をサラサラにするお薬と骨粗鬆症治療薬は，どちらも歯科治療の際に注意が必要となる薬です．受診の際は，申告を忘れないようにしてください．

 薬の説明・注意点について

* 地域ケア個別会議では取り上げられませんが，歯科衛生士も知っておきたい薬の注意点を記載しています

- **アリセプト**は記憶障害，同じことを繰り返すなどの認知症の症状が進むのを抑えます．めまい，眠気，ぼんやりする，意識がなくなるなどが現れることがありますので，危険を伴う日常動作には十分注意してください．OD錠ですので舌の上に乗せ唾液をしみこませ，舌で軽くつぶしてください．唾液のみ（水なし）で服用できますが，寝たままの状態では水なしでは飲ませないでください．また，コップ半分程度の水で服用することもできます．
- **リマプロストアルファデクス**は腰の狭窄部位の血管を拡張させ，血流を改善して痛みやしびれを抑えます．出血傾向が高まる可能性がありますのでご注意ください．転倒の際，アザができやすくなります．吸湿性があるので服用直前にPTPシートから取り出してください．
- **モーラステープ**を痛いところに1日1回貼ってください．貼っていると皮膚の赤みや痒みが起こることがあります．そのときは早めに剥がすか，次回は位置を少しずらして貼ってください．光線過敏症を起こすことがありますので，戸外の活動を避けるとともに，紫外線を透過させにくい色物の衣服（長袖），サポーターなどを着用してください．剥がした後も薬が皮膚に残っていますので，同様の注意が必要です．
- **バイアスピリン**は血液が凝固して血管を詰まらせるのを防ぎます．胃障害を軽減させるため主成分が胃で溶けずに腸から吸収されます．割ったり砕いたりせず，そのまま噛まずに飲んでください．出血傾向が高くなりますのでアザができやすくなることがあります．歯科受診の際は前もって歯科医師にお伝えください．

- **オメプラゾール**は胃酸の分泌を抑えて胃酸が食道に逆流するのを防ぎます．この薬の服用により，すぐに胃の痛みなどがやわらぐことがありますが，再発することを防ぐためにも医師の指示を守って服用を続けてください．
- **メバロチン**は血液中のコレステロールを低下させて脂質異常症を改善します．食後の服用が効果的な薬ですので，夕食後の服用を忘れないようにしてください．この薬を飲んでいる間も食事療法，運動療法を続けてください．

理学療法士

- BMI18.5以下は栄養や摂取量の改善を行いながら運動を行わないといけないレベルです．栄養に関しては栄養士から助言をいただきたいと思います．今行える運動は軽い抵抗運動や立位運動で，それ以上の運動は負荷が強すぎ，かえって筋力を減らしてしまう（サルコペニアを招く）恐れがあります．転倒の危険性もあるため，デイケアにてバランス運動も指導してもらいましょう．また，認知機能の低下を防ぐためにも，自主練習も指導してもらうと良いでしょう．
- 体重減少，低栄養の改善を図りながら，現在の通所リハ，散歩，サロンへの外出機会の継続を図ることが大切であると思います．
- 転倒を防止するために，早い時期に杖や歩行器[*1]またはシルバーカー[*2]の使用を試みたほうが良いと思います．
- 下肢筋力の低下を意識され散歩をされていますが，腰部脊柱管狭窄症の症状による間欠性跛行がみられるようです．転倒予防のために，散歩は休憩が可能なコースを考えるか，休憩可能な歩行器の使用を検討されてはいかがでしょうか．
- 「1年後の目標」が「傾聴ボランティアを再開する」なので，「1日の目標」をそれにつながるもの，例えば「傾聴ボランティアに行くために必要な歩行距離を歩く」などと具体的に立てるのはいかがでしょうか．

[*1] 歩行器

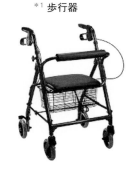

[*2] シルバーカー

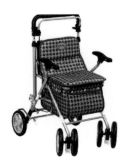

環境・生活について

- ご自身の続けておられる，家計簿・日記・音読は継続されるようお勧めします．

- 「杖を使いたくない」とのことですが，どのような理由で拒んでいらっしゃるのでしょうか？ 認知症の症状は，「記憶障害」に関連したものだけでしょうか？「こだわり」などのBPSDや杖を使用することの必要性を十分に理解できない（病識低下）など，その他の認知症症状の有無を確認したうえで，「なぜ杖をつきたくないのか」理由をご本人に訊ねてから杖を使うための支援を行う必要性があると思います．

- 服薬管理では，朝食後の服薬のタイミングに合わせて携帯電話や時計のアラームを使用して，確認を促すことも有効です．また，お薬カレンダーの設置位置も食卓の近くにすることで，飲み終えたかどうか確認しやすくなります．

- ずっと座っていると，どこの痛みを訴えられるのでしょうか？ 腰背部であれば，疼痛部位に応じたストレッチの指導をデイケアに依頼したり，お尻の下（坐骨や仙骨）が痛くなるようであれば，携帯用のクッションを使用したり，定期的に立ち上がるなど除圧するよう心がけてみると良いかもしれません．

- まずはデイケアで他の利用者の話を聞くことから始めてみて，段階的に時間を伸ばしていきながら，自信がついてきたら，傾聴ボランティアの再開につながると良いですね．

- 洗濯に関しては，物干し台を低く干しやすい位置に設定する，また，椅子を設置し休みながら干すなどが良いかもしれません．腰部脊柱管狭窄症もありますので，長時間背筋を伸ばし両手を挙げる姿勢は痺れの症状を伴いやすく，また，立っての動作では転倒する危険性もあります．時々休みながら，できれば，あまり背筋を伸ばさない姿勢で動作するようにしていただきましょう．

- 長時間の立位保持が困難であれば，座って作業ができるよう椅子の導入を行ったり，掃除はクイックルワイパー®などに代えるなどしてみてはどうでしょうか．冷蔵庫の中も手の届きやすい位置に使用頻度の高い食材を入れる，使用頻度の高い道具は上方に置かないよう環境を調整することで，腰部の伸展時痛を防ぐことができます．

- 火の消し忘れや鍋焦がしがあるようですね．IHの調理器具に代える（自動でスイッチが切れる）という選択肢もあります．認知症の診断がありますが，軽度の認知症であれば，IHに対応できる方もいらっしゃいます．

- 安全に自宅で行える家事を増やし，家庭内での活動性を増やすために，まず調理では，火の消し忘れに対して，自動消化機能付きのコンロを導入できると火事のリスクを防ぐことができます．

- デイケアでリハ職に実際に動作をみてもらい，楽な姿勢と動作する際の道具の選定をしてもらうと良いと思います．

- 家事ができない要因によって支援の方法が異なります．デイケアのリハ職に「運動機能」と「認知機能」の両側面からモニタリングしていただき，運動機能の問題であれば自助具や福祉用具が有効になるでしょうし，認知機能の問題であれば，より長く自身で継続的に遂行できる家事を選択して「自信を喪失しないような支援」を検討する必要性があると思われます．

言語聴覚士

- 脳梗塞の既往があり，記憶障害（認知症）も少し目立ち始めた状態．基本チェックリストの⑭でむせの出現もみられており，摂食嚥下障害が顕在化してきた可能性も疑われます（その結果，体重減少に至ったかもしれない）．どんな時にむせが生じるのか確かめていただき，それに応じた対応が必要です．
- 飲み込む前や飲み込む最中にむせる場合は，感覚（知覚）の低下や反射の遅延が疑われます．食物の味や匂い，温度をはっきりさせることで，食物を口腔内で認識（知覚）しやすくします．具体的には，温かい（冷たい）食事を準備する（できたてを食べる）など，また食事前のお口の体操も効果があるかもしれません．
- 飲み込んだ後にむせがある場合は，口や喉に食物が残りやすい状態（筋力の低下など）が疑われます．お口の体操をして筋力を鍛えることも効果があるかもしれません．また，食事の際は固形の物と水分を交互（一口ずつ交互でなくて大丈夫です）に食べ，定期的に口や喉の残留物をクリアにしながら食べると良いかもしれません（同じ物性のものを続けると溜まりやすくなりますので）．その他，定期的に咳払いをすることも良いですが，今の時期（感染症流行期）はあまり好まれないかもしれません．
- 食事環境も確認いただければと思います．認知症もみられるため，食事に集中しづらいことも考えられます．テレビを観ながら食事をするなど注意がそがれる結果，むせが出現しているようであれば，食事中はテレビを消すなど，集中できる環境にすることも良いと思います．
- 嚥下障害があると食欲も低下してしまいますし，独居だと窒息も心配です．一度，嚥下機能評価を依頼してみてはいかがでしょうか．

管理栄養士

- 体重減少が進んでいるようです．積極的に散歩に出るなどの運動を取り入れているようですが，必要なエネルギー量が充足できていない可能性があります．間食として菓子類を食べていただいても構いませんが，補助食品，高カロリー食の利用も適応かと思います．散歩のあとに摂取されると効果的です．
- 朝はパン，昼は麺類やインスタント食品のようですが，低栄養状態が続き認知症が進行しないためにも，タンパク質（肉・魚・卵・大豆製品など）

- や野菜を追加されることをお勧めします．難しい場合は配食弁当を利用するのもお勧めです．
- 自分で買い物をし（見て選び，献立を考える）調理をするという工程は複雑なので，認知症の予防にも役立ちます．（地域性もありますが）訪問介護で買い物に同行してもらうのも良いと思います．

歯科衛生士

- 認知症が進行すると歯科受診が困難になります．ご家族の通院支援は可能でしょうか？ 3年ほど歯科受診をしていないようなので早めに受診し，口腔環境を整えておきましょう．今後，定期的にチェックを受けられるように通院先の歯科医院に相談しておくなども必要です．
- 既往歴の箇所に「半年に1回注射」と記載があります．これは骨粗鬆症治療薬ではないでしょうか？ 骨粗鬆症の治療薬の中には，歯石を取ったり，抜歯をする際に注意が必要なお薬があります．確認をしていただくと共に，歯科受診される際には必ず歯科医師に伝えてください．
- 安全に外出することがこの方の目標となっています．最近，固いものを避けているという記載があります．両方の奥歯でしっかり噛むことができているでしょうか？ 両方の奥歯でしっかり噛むことができない人は，両方の奥歯でしっかり噛むことができる人と比較すると転倒リスクが2.5倍というデータがあります．転倒予防だけでなく，奥歯でしっかり噛むことは脳の活性化にもつながりますので口腔環境を整えることは重要です．
- 基本チェックリストでは「お茶でむせる」「口が乾く」などの自覚症状がありますが，これは口腔機能低下の最初のサインです．日々の簡単なお口のリハビリテーションとして，口をしっかり動かしながら，大きな声でゆっくり趣味の新聞の切り抜きを読む．また，意識してしっかり頬を動かしながらうがいを行うなども良いでしょう．
- 逆流性食道炎の診断があり，むせもありますので，誤嚥性肺炎のリスクが高いと思われます．言語聴覚士さんの助言を参考に，食事時の姿勢にも留意しながら食事をしていただきたいと思います．
- 通所に行かれた時や訪問でヘルパーさんが来られた時に積極的に会話をしていただくことは，口腔機能低下の予防につながります．

多職種のアドバイスも参考に
歯科衛生士の助言をしてくださいね．

Memo

第4章

地域ケア個別会議の
事例

2-低栄養・下肢筋力低下

資料 1-A 利用者基本情報：表

包括支援センター

《基本情報》　　　　　　　　　　　　　　　作成者：

相談日 （記入日）	令和○年○月○日（　）	来所 ・ 電話 その他（　　　　　）	初回 再来（前　　／　　　）
本人の現況	在宅 ・入院　又は　入所（　　　　　　　　　　　　　　）		

ふりがな 氏名	ていえい よう 帝栄　陽	男 女　M T S	○年○月○日生　83歳

住所	○県○市	TEL	
		FAX	

日常生活 自立度	障害高齢者の日常生活自立度	自立・J1・J2・A1・A2・B1・B2・C1・C2
	認知症高齢者の日常生活自立度	自立・Ⅰ・Ⅱa・Ⅱb・Ⅲa・Ⅲb・Ⅳ・Ⅴ

認定情報	非該当・事業対象者・要支援1・要支援2	認定年月日	
	要介護1・要介護2・要介護3・要介護4・要介護5	令和　年　月　日	
	（前回の介護度　　　　　　）	被保険者番号	
	有効期限　令和○年○月○日〜令和○年○月○日		

障害等認定	身障（　　　），療育（　　　），精神（　　　），難病（　　　）

本人の 住居環境	自家・借家・一戸建て・集合住宅・自室の 有・無（ 1 ）階・住宅改修の 有・無

経済状況	国民年金・厚生年金・障害年金・生活保護・無年金・その他（　　　　　　　　　　）

来所者 （相談者）	普礼 留美	続柄	次女	家族構成	◎□＝本人，○＝女性，□＝男性 ●■＝死亡，☆＝キーパーソン 主介護者に「主」副介護者に「副」 （同居家族は○で囲む）
住所 連絡先	TEL				

緊急連絡先	氏名	続柄	住所・連絡先
	普礼 留美	次女	隣県在住
	普礼 流太	孫	次女の長男

家族の関係等の状況
妻とは２５年前に死別，長男と２人暮らしであったが，昨年死去され独居となる．長女とは疎遠．

《介護予防に関する事項》

今までの生活	4人兄弟の4番目，台湾で生まれる．終戦を機に父の郷里である○○へ帰る．兄が出征していたため帰国が優遇され早かった．24歳で結婚し現在の○○に住む．本人は公務員（学校事務），妻は保育士や市の臨時職員などをしていた．町内会の役員やボランティア活動を長く行っていた．25年前に妻が亡くなり，昨年息子さんも亡くなり独居となった．		

現在の生活状況 （どんな暮らしを送っているか）	1日の生活・過ごし方		趣味・楽しみ・特技
	家でテレビを見て過ごしていることが多い．家事全般を休み休みゆっくり行っている．		書道，家庭菜園
	時間	本人	介護者・家族	友人・地域との関係

	時間	本人	介護者・家族	友人・地域との関係
	7：00 12：00 18：00 21：00	起床・朝食 昼食・テレビ 夕食 就寝		近隣住民の訪問あり．次女宅で生活した時もあったが，土地勘もなく，友人もいないため閉じこもり生活となり，自宅へ帰ってきた．帰ってきたがサロン等への参加もなくなっている．

《現病歴・既往歴と経過》（新しいものから書く・現在の状況に関連するものは必ず書く）

年　月	病名	医療機関・医師名 （主治医・意見作成者に☆）		経過	治療の場合は内容
○年○月	貧血	□□病院		治療中 **観察中** その他	フェロミア錠 50mg
不明	不整脈・心不全	◇◇医院	☆	**治療中** 観察中 その他	レニベース錠 10mg フロセミド錠 20mg
不明	白内障	××眼科		**治療中** 観察中 その他	月1回定期受診 カリーユニ点眼液 0.005％
年　月				治療中 観察中 その他	

《現在利用しているサービス》

公的サービス	非公的サービス
緊急通報装置貸与 通所Aを利用されていたが，息子さんの死去をきっかけに欠席が続いている．	配食を利用していたこともあったが，味が合わないと現在は利用されていない．

No.	質問項目	回　答 （いずれかに○を お付け下さい）	
1	バスや電車で1人で外出していますか	0.はい	**1.いいえ**
2	日用品の買物をしていますか	**0.はい**	1.いいえ
3	預貯金の出し入れをしていますか	0.はい	**1.いいえ**
4	友人の家を訪ねていますか	0.はい	**1.いいえ**
5	家族や友人の相談にのっていますか	0.はい	**1.いいえ**
6	階段を手すりや壁をつたわらずに昇っていますか	0.はい	**1.いいえ**
7	椅子に座った状態から何もつかまらずに立ち上がっていますか	0.はい	**1.いいえ**
8	15分位続けて歩いていますか	0.はい	**1.いいえ**
9	この1年間に転んだことがありますか	1.はい	**0.いいえ**
10	転倒に対する不安は大きいですか	**1.はい**	0.いいえ
11	6カ月間で2〜3kg以上の体重減少がありましたか	**1.はい**	0.いいえ
12	身長　148cm　体重　39kg　（BMI＝17.8）（注）		
13	半年前に比べて固いものが食べにくくなりましたか	1.はい	**0.いいえ**
14	お茶や汁物等でむせることがありますか	1.はい	**0.いいえ**
15	口の渇きが気になりますか	1.はい	**0.いいえ**
16	週に1回以上は外出していますか	**0.はい**	1.いいえ
17	昨年と比べて外出の回数が減っていますか	**1.はい**	0.いいえ
18	周りの人から「いつも同じ事を聞く」などの物忘れがあるといわれますか	**1.はい**	0.いいえ
19	自分で電話番号を調べて，電話をかけることをしていますか	**0.はい**	1.いいえ
20	今日が何月何日かわからない時がありますか	1.はい	**0.いいえ**
21	（ここ2週間）毎日の生活に充実感がない	**1.はい**	0.いいえ
22	（ここ2週間）これまで楽しんでやれていたことが楽しめなくなった	**1.はい**	0.いいえ
23	（ここ2週間）以前は楽にできていたことが今ではおっくうに感じられる	**1.はい**	0.いいえ
24	（ここ2週間）自分が役に立つ人間だと思えない	1.はい	**0.いいえ**
25	（ここ2週間）わけもなく疲れたような感じがする	**1.はい**	0.いいえ

（注）BMI＝体重（kg）÷身長（m）÷身長（m）が18.5未満の場合に該当とする．

利用者名　常栄　陽

自立した日常生活の阻害要因（心身の状態・環境等）
① 意欲低下
② すり足歩行、ふらつきあり
③ 食事量が少ない
④ 物忘れが多い
⑤ 残薬がある
⑥

令和　年　月　日

利用者及び家族の生活に対する意向	見通し（○○することで○○できる）	解決すべき課題（ニーズ）	優先順位
		運動・移動	2
		日常生活	3
		社会参加	4
		健康管理	1

状況の事実			現在	要因	改善／維持の可能性	備考（状況・支援内容等）	検討の必要性（有／無）事前	検討の必要性（有／無）事後
運動・移動	移動	屋内移動	【自立】 見守り 一部介助 全介助	①②	改善 【維持】 悪化	・独歩であるが、すり足歩行、ふらつきあり危険。		運動・移動
		屋外移動	【自立】 見守り 一部介助 全介助	①②	改善 【維持】 悪化		運動・移動	
日常生活	食事	食事内容	支障なし 【支障あり】		【改善】 維持 悪化	・週1回次女が訪問し、買い物支援を行っている。朝食はパンと豆乳、夜は野菜を煮たり、肉を焼いたりしているようだが、ご飯は1日1合も食べていない。	日常生活	日常生活
		食事制限	【自立】 見守り 一部介助 全介助		改善 【維持】 悪化			
		調理	【自立】 見守り 一部介助 全介助		改善 【維持】 悪化			
	買い物		自立 【見守り】 一部介助 全介助	①②	改善 【維持】 悪化			
	更衣		【自立】 見守り 一部介助 全介助		改善 【維持】 悪化			
	洗濯		自立 【見守り】 一部介助 全介助		【改善】 維持 悪化	・洗濯は3日に1回、ふらつきがあり干す動作は危険。		
	掃除		自立 【見守り】 一部介助 全介助	①②	【改善】 維持 悪化			
	整理・物品の管理		自立 【見守り】 一部介助 全介助		改善 【維持】 悪化			
	金銭管理		【自立】 見守り 一部介助 全介助		改善 【維持】 悪化			
社会参加	社会との関わり		支障なし 【支障あり】	①②	【改善】 維持 悪化	・掃除はしている。（娘：細かいところを見ると気になるため見ないようにしている）	社会参加	社会参加
	コミュニケーション能力		【支障なし】 支障あり		改善 【維持】 悪化			
健康管理	排泄	排尿・排便	【支障なし】 支障あり		改善 【維持】 悪化		健康管理	健康管理
		排泄動作	【自立】 見守り 一部介助 全介助		改善 【維持】 悪化			
	口腔	口腔衛生	【支障なし】 支障あり		改善 【維持】 悪化	・上下総義歯。食後は気持ち悪く食後毎に外し洗っている。夜は洗浄剤に浸けている。		
		口腔ケア	自立 【見守り】 一部介助 全介助		改善 【維持】 悪化			
	入浴		自立 【見守り】 一部介助 全介助		【改善】 維持 悪化	・1日おきに入浴しているが、入浴中に気分が悪くなったら…という不安がある。		
	服薬		支障なし 【支障あり】	③	【改善】 維持 悪化	・残薬が少しある。・物忘れが多くなっており、メモも役に立っていない。		
その他	褥瘡・皮膚の問題		【支障なし】 支障あり		改善 【維持】 悪化		その他	その他
	認知		支障なし 【支障あり】		改善 【維持】 悪化			
	行動心理症状（BPSD）		【支障なし】 支障あり		改善 【維持】 悪化			
	精神状態		【支障なし】 支障あり		改善 【維持】 悪化			
	居住環境		【支障なし】 支障あり		改善 【維持】 悪化			
	介護力		【支障なし】 支障あり		改善 【維持】 悪化			

利用者名　帝栄　陽　殿　認定年月日　令和　年　月　日

計画作成者氏名＿＿＿＿＿＿＿＿＿＿＿＿＿＿＿　　委託の場合：計画作成事業者・事業者名及び所在地（連絡先）

計画作成（変更）日　令和　年　月　日　　（初回作成日　令和　年　月　日）

目標とする生活

1日	天気が良い日は散歩をする	

アセスメント領域と 現在の状況	本人・家族の 意欲・意向	領域における課題 （背景・原因）	総合的課題	課題に対する目標と具体 策の提案	
運動・移動について 自宅内外独歩であるが，すり足歩行，ふらつきあり危険．片足立ちも本人はプライドが高く「できる，できる」というが実際は5秒ギリギリの状態．現在は1人で外出する機会がない．	本人： 以前はいろいろ動いていたが，今は家で過ごすことが多い．	■有　□無 息子さんの死去後，意欲低下が著明，運動機能低下，筋力低下があり移動が不安定．	息子さんの死去による，意欲の低下から，活動量の低下がある．活動量の低下から食事摂取量も減り，体重減少へと悪循環を起こしている． 歩行の不安定さから1人で外出する機会がなく，社会参加できていない．	目標： 近隣の友人宅を行き来できるようになる 具体策： ①通所Aの再開 ②通所Aで習った体操を自宅でも続ける ③散歩の機会を作る ④サロンに参加して地域との交流を続ける	
日常生活（家庭生活）について 台所は拭き掃除，床はコロコロなどを使用して掃除している．次女がトイレスタンプを使用して汚れを防止しているが，何度説明しても理解できず，洗い流してしまう．物干しを低い位置に設置し，転倒を予防している．	本人： 2階にはしばらく上がっていない． 庭で野菜も作りたいが娘がダメという．	■有　□無 活動量の低下からお腹が空かず，食事量が減っており，2か月で3kg体重減少あり．			
社会参加，対人関係・ コミュニケーションについて 若い時は町内会の役員やボランティアをしており，他者との交流も盛んであったが，息子さんの死去がきっかけとなり，サロンや近隣との交流が途絶えている．	本人： 近所の友だちに久しぶりに会いたい	■有　□無 他者との交流が盛んだったが，意欲低下，閉じこもり傾向になっている．	物忘れが増え，服薬管理ができていない．	目標： 薬の飲み忘れをなくす 具体策： ①一包化してもらう ②服薬の確認	
健康管理について 病院受診は家族の支援がありできている．眠剤は飲めているが，朝食後の残薬がある．総義歯で毎食後手入れをしており，夜は洗浄剤に浸けている．	本人： 娘は遠いし，忙しいと思うのでバスで病院に行こうと思う．	■有　□無 物忘れがひどくなってきており，お薬カレンダー使用するも残薬あり．			

健康状態について（主治医意見書，健診結果，観察結果を踏まえた留意点）
□主治医意見書，生活機能評価を踏まえた留意点

[本来行うべき支援が実施できない場合]
妥当な支援の実施に向けた方針

基本チェックリストの（該当した質問項目数）/（質問項目数）をお書きください．
地域支援事業の場合は必要なプログラムの枠内の数字に〇印をつけてください．

	運動不足	栄養改善	口腔ケア	閉じこもり予防	物忘れ予防	うつ予防
予防給付または 地域支援事業	4/5	2/2	0/3	1/2	1/3	4/5

認定有効期限　令和　年　月　日　～　令和　年　月　日　　初回・紹介・継続　認定済・申請中　要支援1・要支援2　地域支援事業

担当地域包括支援センター　　　　　　　　　　　　　　包括支援センター

| 1年 | サロンや友だちの家に行くことができるようになる |

具体策についての意向本人・家族	目標	支援計画					
		目標についての支援のポイント	本人等のセルフケアや家族の支援，インフォーマルサービス	介護保険サービスまたは地域支援事業	サービス種別	事業所	期間
本人：また，通所Aや友だちの家に行けるようになりたい家族：以前のようにとはいかなくても，少しでも前のようにできるようになってくれたら嬉しい	友人宅に行けるようになる	歩行能力の改善，向上のための指導通所Aで習った体操を自宅で実施できるようにするサロンへの参加	〈家族〉外出支援体操の促し，確認サロンへの参加	通所A生きいきサロン	通所型サービスA	××苑△△元気会	R○.○.○〜R○.○.○
本人：忘れないようにしないといけないと思う家族：薬を忘れずに飲んでほしいので，次回の受診には同行して，先生に相談したいと思います	薬の飲み忘れをなくし，病気の悪化を予防する	服薬状況の確認	〈家族〉受診送迎		医療機関	◇◇医院□□病院××眼科	

総合的な方針：生活不活発病の改善・予防のポイント

地域包括支援センター	【意見】
	【確認印】

計画に関する同意

上記の計画について，同意いたします．
　　年　　月　　日
　　氏名　　　　　　　　　　印

第4章
地域ケア個別会議の **事例**

帝栄 陽さんに対する助言内容

2-低栄養・下肢筋力低下

薬剤師

服薬管理について

- 基本チェックリスト㉑，㉒，㉓，㉕それが薬剤による影響でないか確認する必要があると思います．物忘れがひどくなってきており，お薬カレンダーを使用するも残薬があるようです．①一包化してもらう ②服薬の確認とありますが，追加で③服薬回数をできるだけ1日1回になるようにかりつけ薬局の薬剤師，もしくは主治医の先生に相談してください．特に不整脈，心不全ですので，服用がおろそかになると病気が悪化する可能性がありますので，残薬がでないように工夫をしましょう．

⚠ 薬の説明・注意点について

＊地域ケア個別会議では取り上げられませんが，歯科衛生士も知っておきたい薬の注意点を記載しています

- 腸からの出血によって貧血になっているようです．**フェロミア**に含まれる鉄によって貧血を改善します．便の色が黒くなることがありますが，薬のためですので心配はありません．歯が一時的に茶褐色になることがあります．

- **レニベース**は血管を拡張させ心臓の働きを強めます．服用中に血圧が下がり，めまい，ふらつきなどが起こることがありますので注意してください．

- 足にむくみがあるため**フロセミド**が処方されています．フロセミドを飲んで1時間位でトイレに行きたくなりますが，薬が効いたためですので心配はありません．特に指示がない限り午前中もしくは昼間に服用してください．めまい，ふらつきを起こすことがありますので危険を伴う日常動作には十分注意してください．夜間の排尿を避けるため，特に指示がない場合は午前中に飲んでください．服用中に血圧が下がり，めまい，ふらつきなどが起こることがありますので注意してください．

- **カリーユニ点眼液**は白内障を治す薬ではなく進行を抑える薬です．できるだけ1日4回の点眼を続けてください．使う前によく振ってください．開封後1か月経ったものは使用しないでください．もし2種類以上の点眼薬を使用する時は，使用する間隔を5分ほどあけて次の点眼薬を使用してください．

理学療法士

- 運動に関しては，不整脈・心不全を有しているので，主治医に運動量について相談しながら勧めてほしいと思います．息子様がお亡くなり意欲低下がみられるため，まずは週1回，買い物支援に来られる次女様と一緒に近隣の散歩（買い物）で外出機会を増やしてはいかがでしょうか．

- 2か月で3kgの体重減少があったようですので，まずは低栄養状態の改善を図ることが優先されると思います．栄養状態が改善してくれば，自宅での運動も積極的に取り入れてほしいと思います．

- BMI17.8で低栄養のため，今行える運動は軽い抵抗運動や立位運動で，それ以上の抵抗運動や歩行や階段は，運動負荷が強すぎ，かえって筋力を減らしてしまう（サルコペニアを招く）恐れがあります．まずは，意欲低下の改善のために，家の縁側などで日光浴を1日15分以上行ってみる．そうすると脳内にやる気のホルモンが生成されるので，そのうえで，日光浴中やお風呂前後に足のマッサージや足の指の運動（足の指で単3乾電池をつまむ運動やタオルギャザー訓練）を行ってみるのはいかがでしょうか．

- 片脚立位が，実際は5秒ギリギリとのことですが，この年齢の平均は10秒です．このことからもバランスが悪く，転倒の危険性が大きいことがわかります．もし，転倒すれば，40％は骨折するというデータがあり，この方の場合うつ的傾向があるため，骨折すればリハビリが進まず，認知症の悪化や，廃用症候群や，さらなる筋力低下による再転倒なども大いに予測されます．

- ふらつきがある理由の1つに下肢筋力の低下もあるのではと思います．休んでおられる通所を再開して，歩行車の使用から始められてはどうでしょう．屋外でも歩行が安定してきたら友人宅への訪問という目標にも近づくことができるのではないでしょうか．

- 通所Aで自宅での運動を指導してもらい，下肢筋力や歩行能力の改善経過を見てもらってください．屋外歩行の安定性や持久性が改善してくれば，サロンや近隣の友人宅への外出も可能になってくると思いますので，活動範囲が広がり，閉じこもりを予防できるでしょう．

作業療法士

- 「通所Aで習った体操を自宅で実施できるようにする」とのプランですが，意欲低下が顕著で物忘れも認められている方がお独りで実現させるには，現状としてかなり難しい目標なのではないかと思われます．体操（運動）に取り組んでいただけるよう，まずは「通所」再開への支援が望まれます．

- 事業対象者であるため，住んでいる地域のコミュニティを利用して範囲を広げることが大切です．まずは身近な方（次女・孫・近隣友人）の協力を得て，一緒に買い物にいく頻度を増やすことから始めてみてはと思います．外出する機会と活動範囲を徐々に慣れさせていき，最終的に地域のサロン，公民館活動，ボランティアなどの参加に繋げればと考えます．

- 生活動作としてはできることが多いですが，意欲の低下や娘さんに活動を抑制

されている印象を受けます．自宅での活動量を増やしていくために，趣味である家庭菜園もプランターから始めてみてはいかがでしょうか．まずは通所のリハスタッフに評価をお願いして，洗濯物干しと同様に，高さや設置場所などの環境を整えながら，安全に行えるようになれば良いですね．

- 服薬管理では，朝食後の服薬のタイミングに合わせて携帯電話や時計のアラームを使用し，確認を促すことも有効です．また，お薬カレンダーの設置位置も食卓の近くにすることで，飲み終えたかどうか確認しやすくなります．
- 物忘れに対してメモを使った時に，どのようにエラーをしますか？どのようにエラーするのかは，その人の能力に応じた適切な補助手段を検討する手掛かりになります．メモを置き忘れるようであれば，メモ帳の大きさを変えてみたり，ホワイトボード，携帯アラームなどの利用も検討してみてください．定着するまで時間がかかるかもしれませんので，通所スタッフと協働して支援を行ってみてはいかがでしょうか．

言語聴覚士

- 意欲低下により活動範囲が狭まった状態にあります．元来，活動的であり，また本人のコメントからもやりたいことや友人を気にする発言がみられますので，再度，活動を広げる方法はあるように思います．ご家族や友人の協力が可能であれば，コミュニケーションの機会を設けてみるのもよいかもしれません．物忘れについては，精神的なものか，器質的なものかは一度，病院で確認してもよいかもしれません．
- 活動性を上げていくうえで，まずは栄養状態の改善を図る必要がありますが，食事の摂り方も重要です．息子さんの死去がきっかけとなり，社会参加や対人交流が希薄化し，活動量も減少し，食欲低下をきたしています．孤食はうつ症状とも関連があり，1人での食事では食材や栄養も偏ってきます．まず，定期的に共食の機会をもてるよう，地域で開催されている食事会などの情報提供を行ってみてはいかがでしょうか．誰かと楽しく食べる機会がもてれば，社会交流を促しさまざまな食材を食べるきっかけになるかもしれません．屋外歩行も自立していますが，不安定さがあるようであれば，最初はご家族や近所のご友人に付き添いを依頼できればより安全かと思います．

管理栄養士

- 息子さん死去後の意欲低下から負の連鎖が起こっている印象です．活動量の低下，食事摂取量の低下からサルコペニアの進行が予測されます．心不全の影響でなければ体重減少もおそらくは筋肉量が減っているためと思われます．
- 簡単な調理はできる印象です．管理栄養士による訪問型サービスを検討されてはいかがでしょうか？適切な食事形態を指導することで，食べやすさから摂取量アップを図ることができるかもしれません．
- ご飯が1日1合以下とのことですので，間食で少量ずつエネルギーやタンパク

質を補いましょう．栄養補助食品などの利用もお勧めします．ネットでも注文ができますので娘さんにお願いしてはいかがでしょう．

- 宅配弁当については，無料で試食できるところも多いですので，再度各社食べ比べをして，お好みを探してみると良いと思います．病態食やおかずだけという宅配もあるので，再利用を検討してみてはいかがでしょうか．

- 食事量の低下は，独居での食卓に課題があるのかもしれません．通所利用の再開がまず目標ですが，サロンなどで少人数で食べられる機会を模索してみてはどうでしょうか．

- 朝食のパンの種類や量にもよりますが，足りている印象は薄いです．パンと豆乳に加えて果物や野菜，卵などもとり入れたいところです．昼食については記載がありませんが，通所利用ができれば週1回でもバランスのとれた食事が摂取できると思われます．

- 心不全ということで塩分制限を意識されるよう指導があったかもしれませんが，現在はBMIが17.8ですので，エネルギーの確保が優先です．

歯科衛生士

- 上下総義歯を使用されていますが，体重が減少すると口の中の状態も変化し，義歯の安定が悪くなることがあります．食後の気持ち悪さは，痩せて合わなくなった義歯と歯ぐきの間へ食べ物が入り込むことが関係しているかもしれません．

- 義歯が合わなくなると，食べにくさだけでなく，会話がしづらいといったことも出てきます．タンパク質の摂取，転倒予防，友だちとの会話を楽しむためにも義歯が合っているかの確認・調整のために歯科受診をお勧めします．奥歯でしっかりと咀嚼することで脳への刺激が加わり，認知症予防の一助となることが期待できます．

- 1年後の目標に向かって歩行能力改善，向上のためリハビリテーションされるようですが，筋力アップに必要なタンパク質（肉や魚），バランスの良い栄養摂取ができるよう，早急に口腔環境を整えることをお勧めします．

- ご家族の通院支援は可能でしょうか？ご本人は娘さんの住まいが遠いし忙しいので，バスでと考えておられるようです．歯科は医科よりも回数が多くなることが考えられますので具体的に通える場所や方法を確認しておくと良いですね．近くの歯科医院や訪問歯科での対応ができるかなど，最寄りの歯科医師会にお尋ねになられると良いと思います．

- 体重減少や筋力の低下を考えるとオーラルフレイルが考えられます．現在はむせなどの自覚症状はないようですが，口腔機能の維持のためにお口の体操をされると良いと思います．もともと地域の役員やボランティアをしていた積極的な方とお見受けします．友だちにも広めてもらいたいと伝え，口腔体操の資料をお渡しするのはいかがでしょうか？家事も自分のペースで行っているように，自宅で口の体操をしていただいてはと思います．

- BMIが18.5以下になると誤嚥性肺炎のリスクが高くなることがわかっていま

す．現在はむせなどの自覚症状はないようですが，口腔機能の維持のためにお口の体操をされると良いと思います．

- 通所や自宅でリハビリをする際には，「1，2，3……」と，大きな掛け声を発することでお口の体操にもなります．食べる時と声を出す時は，同じ器官を使っています．意識的に声を出していただくのが良いと思います．

多職種のアドバイスも参考に
歯科衛生士の助言をして下さいね．

Memo

Memo

地域ケア個別会議の
事例

3-糖尿病

包括支援センター

《基本情報》　　　　　　　　　　　　　作成者：

相談日 (記入日)	令和○年○月○日	来所 ・ 電話 その他（　　　　）	初回 再来（前　　/　　）
本人の現況	在宅 ・入院　又は　入所（　　　　　　　　　　　　　　　）		

ふりがな 氏名	あまい　あんこ 甘井 あん子	男　女	M T S	○年 ○ 月 ○ 日生　70 歳

住所	K市	TEL	
		FAX	

日常生活 自立度	障害高齢者の日常生活自立度	自立・J1・J2・A1・A2・B1・B2・C1・C2
	認知症高齢者の日常生活自立度	自立・ I ・ IIa・ IIb・ IIIa・ IIIb・ IV ・ V

認定情報	非該当・事業対象者・要支援1・要支援2	認定年月日
	要介護1・要介護2・要介護3・要介護4・要介護5	令和　年　月　日
	（前回の介護度　　　　　）	被保険者番号
	有効期限　　令和○年○月○日～令和○年○月○日	

障害等認定	身障（　　　），療育（　　　），精神（　　　），難病（　　　）
本人の 住居環境	自家・借家・一戸建て・集合住宅・自室の 有・無（ 1 ）階・住宅改修の 有・無
経済状況	国民年金・厚生年金・障害年金・生活保護・無年金・その他（ 遺族年金　　　　　　　　）

来所者 (相談者)	花瀬 暖子	続柄	長女

家族構成

◎□=本人, ○=女性, □=男性
●■=死亡, ☆=キーパーソン
主介護者に「主」副介護者に「副」
（同居家族は○で囲む）

住所 連絡先	TEL

緊急連絡先	氏名	続柄	住所・連絡先
	花頼 暖子	長女	別居 県内
	甘井 栗一	長男	別居 市内

家族の関係等の状況
長男家族と同居していたが，嫁との折り合いが悪く，5 年前に長男家族が家を出たため独居となった．長男・長女が隔週で買い物等の世話をしている．

《介護予防に関する事項》

今までの生活	隣県で生まれ，嫁がれてからK市に在住．ご主人は公務員で，自身は専業主婦で家庭を支えてこられた．長男は会社員・長女は看護師で近隣の市に在住．元々長男家族（嫁・10歳児・3歳児）と同居していたが5年前の夫の死後，嫁とのトラブルから別居している．間食が多いため，体重のコントロールができず，腰痛やひざの痛みの訴えがあった．人工関節置換術を勧められていたが，検査するなか，糖尿病を発症していることがわかり，左側は何とか手術できたが右側は生活習慣・食習慣の改善を行い，その結果で対応するという医師の診断を受けている．足の外来リハビリは週2回通院していたが年末で終了している．			

現在の生活状況（どんな暮らしを送っているか）	1日の生活・過ごし方			趣味・楽しみ・特技
	週に2〜3回夕方10分程度杖を使用してウォーキングを行っている．その他はほとんど，家の中でテレビを見て過ごすことが多い．			食べること，テレビで時代劇を見るのが楽しみ．編み物．
	時間	本人	介護者・家族	友人・地域との関係
	7：30 12：00 18：00 20：00 22：00	起床・朝食 昼食・テレビ 夕食 入浴 就寝		ごみ収集日に隣近所と挨拶を交わす程度．月に一度徒歩10分程度のところにある夫の墓参に行く．

《現病歴・既往歴と経過》（新しいものから書く・現在の状況に関連するものは必ず書く）

年　月	病名	医療機関・医師名 （主治医・意見作成者に☆）			経過	治療の場合は内容
年　月	左側膝関節人工関節置換術	K整形外科病院	☆		治療中 観察中 その他	モーラステープ 20mg
年　月	糖尿病 本態性高血圧症	T内科クリニック			治療中 観察中 その他	アクトス錠15，テネリア錠 20mg，ベイスンOD錠 0.2，ノルバスクOD錠 5mg
年　月					治療中 観察中 その他	
年　月					治療中 観察中 その他	

《現在利用しているサービス》

公的サービス	非公的サービス

No.	質問項目	回 答 (いずれかに○をお付け下さい)	
1	バスや電車で1人で外出していますか	⓪.はい	1.いいえ
2	日用品の買物をしていますか	⓪.はい	1.いいえ
3	預貯金の出し入れをしていますか	⓪.はい	1.いいえ
4	友人の家を訪ねていますか	0.はい	①.いいえ
5	家族や友人の相談にのっていますか	⓪.はい	1.いいえ
6	階段を手すりや壁をつたわらずに昇っていますか	0.はい	①.いいえ
7	椅子に座った状態から何もつかまらずに立ち上がっていますか	0.はい	①.いいえ
8	15分位続けて歩いていますか	0.はい	①.いいえ
9	この1年間に転んだことがありますか	①.はい	0.いいえ
10	転倒に対する不安は大きいですか	①.はい	0.いいえ
11	6カ月間で2〜3kg以上の体重減少がありましたか	1.はい	⓪.いいえ
12	身長 145cm 体重 60kg （BMI＝28.5 ）（注）		
13	半年前に比べて固いものが食べにくくなりましたか	①.はい	0.いいえ
14	お茶や汁物等でむせることがありますか	1.はい	⓪.いいえ
15	口の渇きが気になりますか	1.はい	0.いいえ
16	週に1回以上は外出していますか	⓪.はい	1.いいえ
17	昨年と比べて外出の回数が減っていますか	①.はい	0.いいえ
18	周りの人から「いつも同じ事を聞く」などの物忘れがあるといわれますか	1.はい	⓪.いいえ
19	自分で電話番号を調べて，電話をかけることをしていますか	⓪.はい	1.いいえ
20	今日が何月何日かわからない時がありますか	1.はい	⓪.いいえ
21	（ここ2週間）毎日の生活に充実感がない	1.はい	⓪.いいえ
22	（ここ2週間）これまで楽しんでやれていたことが楽しめなくなった	1.はい	⓪.いいえ
23	（ここ2週間）以前は楽にできていたことが今ではおっくうに感じられる	1.はい	⓪.いいえ
24	（ここ2週間）自分が役に立つ人間だと思えない	1.はい	⓪.いいえ
25	（ここ2週間）わけもなく疲れたような感じがする	①.はい	0.いいえ

（注）BMI＝体重（kg）÷身長（m）÷身長（m）が18.5未満の場合に該当とする．

利用者名　甘井　あんこ　　　　　　　　　　　　　　令和　年　月　日

自立した日常生活の阻害要因 (心身の状態・環境等)		
①食生活の偏り	②口腔の問題	③服薬管理
④下肢筋力低下	⑤社会参加	⑥

利用者及び家族の生活に対する意向

見通し (○○することで○○できる)	解決すべき課題 (ニーズ)	優先順位
	運動・移動	
	日常生活	
	社会参加	
	健康管理	

課題整理統括表（本表）

状況の事実		現在（自立/見守り/一部介助/全介助・支障なし/支障あり）	要因	改善/維持の可能性（改善/維持/悪化）	備考（状況・支援内容等）	検討の必要性（有/無）事前	事後
運動・移動	屋内移動	自立◯　見守り　一部介助　全介助		改善　維持◯　悪化	歩行時足が上がってない気がして転倒に対し不安がある。	運動・移動	運動・移動
	屋外移動	自立◯　見守り　一部介助　全介助		改善　維持◯　悪化			
日常生活　食事	食事内容	支障なし◯　支障あり		改善◯　維持　悪化	長男と買い物に行くと1週間分と思い加工食品を買いすぎる。調理はほとんどせず、間食も多い。	日常生活	日常生活
	食事制限	自立◯　見守り　一部介助　全介助		改善◯　維持　悪化			
	調理	自立◯　見守り　一部介助　全介助		改善◯　維持　悪化			
	買い物	自立◯　見守り　一部介助　全介助		改善　維持◯　悪化			
	更衣	自立◯　見守り　一部介助　全介助		改善　維持◯　悪化			
	洗濯	自立◯　見守り　一部介助　全介助		改善　維持◯　悪化			
	掃除	自立◯　見守り　一部介助　全介助		改善　維持◯　悪化	床の拭き掃除ができない。		
	整理・物品の管理	自立◯　見守り　一部介助　全介助		改善　維持◯　悪化			
	金銭管理	自立◯　見守り　一部介助　全介助／支障あり		改善　維持◯　悪化	金銭はメモ程度の出納帳を付けている。		
社会参加	社会との関わり	支障なし　支障あり◯		改善◯　維持　悪化		社会参加	社会参加
	コミュニケーション能力	支障なし◯　支障あり		改善　維持◯　悪化			
健康管理　排泄	排尿・排便	支障なし◯　支障あり		改善　維持◯　悪化		健康管理	健康管理
	排泄動作	自立◯　見守り　一部介助　全介助		改善　維持◯　悪化			
口腔	口腔衛生	支障なし　支障あり◯		改善◯　維持　悪化	上下部分床義歯、不適合で噛みにくさから軟食が多い。残存歯に動揺あり。		
	口腔ケア	自立　見守り◯　一部介助　全介助		改善◯　維持　悪化	口腔乾燥、口内炎、口臭がある。		
	入浴	自立◯　見守り　一部介助　全介助		改善　維持◯　悪化	入浴時浴槽から出る時左足に力が入らない。		
	服薬	自立　見守り◯　一部介助　全介助		改善◯　維持　悪化	服薬管理にミスが時々あって残薬している。		
	褥瘡・皮膚の問題	支障なし◯　支障あり		改善　維持◯　悪化			
その他	認知	支障なし◯　支障あり		改善　維持◯　悪化	長女の来訪頻度が低下していることが不満。	その他	その他
	行動心理症状（BPSD）	支障なし◯　支障あり		改善　維持◯　悪化			
	精神状態	支障なし　支障あり◯		改善　維持◯　悪化			
	居住環境	支障なし　支障あり◯		改善　維持◯　悪化			
	介護力	支障なし　支障あり◯		改善　維持◯　悪化			

利用者名　甘井あんこ　殿　　認定年月日　令和　年　月　日

計画作成者氏名＿＿＿＿＿＿＿＿＿＿＿＿＿＿＿＿＿　委託の場合：計画作成事業者・事業者名及び所在地（連絡先）

計画作成（変更）日　令和　年　月　日　　（初回作成日　令和　年　月　日）

目標とする生活

1日	二階の物干し台まで移動し，洗濯物を干したり取り込んだりできるようになる	

アセスメント領域と 現在の状況	本人・家族の 意欲・意向	領域における課題 （背景・原因）	総合的課題	課題に対する目標と 具体策の提案	
運動・移動について 膝関節の手術後，動きが緩慢になっている．手術側だけでなく両側とも下肢筋力が低下している． 入浴時浴槽から出る時左足に力が入らない．	本人： 散歩も10分が限界です．夫のお墓参りはこれからも続けたいのです．	■有　□無 立ち上がり時のバランスの不安定さが転倒のリスクとなっている．	糖尿病があるが，食生活の偏りがあり，健康維持への取り組みが必要． 下肢筋力の低下があり，転倒リスクが高い状態となっている．	目標： 糖尿病食の作り方・食べ方を学び，下肢筋力の向上へ繋げる 具体策： 週に1～2度の糖尿病食の宅配弁当の利用 管理栄養士の訪問指導の検討 食事記録をつける 通所リハの検討 ウォーキングの際に万歩計を使用，データをカレンダーに記録する	
日常生活（家庭生活）について 料理好きだったが，今はやっていない．糖尿病と診断され，食事の栄養バランスが気になっているが，独居になってからは冷凍食品やコンビニ弁当で済ましている，間食も多い．膝や腰が痛く，掃除もできないと言っている．	本人： 簡単ものが多く，好きなものばかり食べてしまいます． 家族： 料理が上手なので，昔のように自分で作って食べてほしい．	■有　□無 楽しみや，意欲につながる生活の営みがない． 簡易食が主となっており，糖尿病もあるため，食生活の改善が必要．			
社会参加，対人関係・コミュニケーションについて 専業主婦であったが，人付き合いが苦手で，近隣に親しい友人はほとんどない．挨拶程度であり，サロンや町内の行事にもほとんど参加していない．	本人： 散歩はこれまで通り続け，運動不足を少しでも解消したいと思っています．	■有　□無 人付き合いが苦手で，元々社会参加や交流の機会が少ない．			
健康管理について 平日の家族の通院支援が困難なため通院はバスに乗っていく．服薬ミスがあり残薬がある．義歯の不適，口腔乾燥，口内炎，口臭と口腔に多くのトラブルを抱えているが，ここ何年も歯科受診できてない．かかりつけ歯科がなく，受診を躊躇している．	本人： 病院でのリハビリが終わって，自身で何をすればいいかわからず不安です．口臭が気になると娘に言われた．	■有　□無 食生活改善，服薬管理，体重管理，歯科受診の必要あり．	残薬がある． 義歯の不適や口臭，その他口腔に多くのトラブルを抱えている．血糖コントロールのためにも歯科受診が急がれる．	病院受診を継続し，服薬を正しく行い，食生活を整え，糖尿病の悪化を防ぐ．	

健康状態について（主治医意見書，健診結果，観察結果を踏まえた留意点）
□主治医意見書，生活機能評価を踏まえた留意点

[本来行うべき支援が実施できない場合]
妥当な支援の実施に向けた方針

基本チェックリストの（該当した質問項目数）/（質問項目数）をお書きください．
地域支援事業の場合は必要なプログラムの枠内の数字に〇印をつけてください．

	運動不足	栄養改善	口腔ケア	閉じこもり予防	物忘れ予防	うつ予防
予防給付または 地域支援事業	5/5	0/2	2/3	1/2	0/3	1/5

初回・紹介・継続　認定済・申請中　要支援1・要支援2　地域支援事業

担当地域包括支援センター　　　　　　　　　　　包括支援センター

1年	買い物や町内の公民館での編み物教室に1人で通えるようになる

具体策についての意向 本人・家族	目標	支援計画					
		目標についての支援のポイント	本人等のセルフケアや家族の支援，インフォーマルサービス	介護保険サービスまたは地域支援事業	サービス種別	事業所	期間
本人：栄養士さんの話を聞いて，自分で作れるものがあれば試してみます．夫の墓参りが続けられるよう，運動を頑張りたい．家族：糖尿病が進行しないよう，献立を立て，買い物に行くよう支援したい．	以前のように自分で調理して食事をとる．体重増加を防ぎ，膝にかかる負担を軽減できるようにする．	自宅で1人で行える運動の指導を受ける．糖尿病食を理解し，自宅での調理が再開できるようになる．	家族：自宅での運動の促し，励まし，実施の確認 家族：買い物，外出支援	デイケア 訪問C ○○市高齢者福祉サービス	介護予防通所リハビリテーション 訪問型サービスC 配食サービス（夕食）	K整形外科病院通所リハビリテーション ○○市社会福祉協議会	R○.○.○ ～ R○.○.○ R○.○.○ ～ R○.○.○
家族：平日に休みを取り，一度一緒に病院に行ってみます．	自宅での運動を実施し，体重増加を防ぎ，血糖コントロールに努める．歯科受診し，口腔の問題を解決する．	糖尿病食の食事指導で食生活を改善し，悪化を防ぐ．	家族：通院支援		医療機関 医療機関	T内科クリニック ○○デンタルクリニック	

総合的な方針：生活不活発病の改善・予防のポイント

短期集中予防サービス（訪問型サービスC）の利用

地域包括支援センター	【意見】
	【確認印】

計画に関する同意

上記の計画について，同意いたします．
　　年　　月　　日
　　氏名　　　　　　　　　　　　印

第4章
地域ケア個別会議の
事例

甘井あん子さんに対する助言内容
（あまい）

3-糖尿病

薬剤師

- 服薬管理ができておらず残薬しているようです．具体的に内容や原因を探る必要があります．そのうえで対策を立てます．一包化，剤型変更，減薬，服薬回数を減らすなどをかかりつけ薬局の薬剤師，もしくは主治医の先生に相談してください．
- 服薬されている糖尿病薬は，飲み忘れることがあると，血糖コントロールが不良となります．服薬カレンダーがポケットのついているものであれば，飲んだ薬の袋などをその日付のポケットに戻しておくと，「飲んだかどうかわからない」などの不安が解消されるのではと考えます．

 薬の説明・注意点について

＊地域ケア個別会議では取り上げられませんが，歯科衛生士も知っておきたい薬の注意点を記載しています

- 左膝に**モーラステープ**を1日1回貼ってください．痛みを抑えます．貼っていると皮膚の赤みや痒みが起こることがあります．そのときは早めに剥がすか，次回は位置を少しずらして貼ってください．光線過敏症を起こすことがありますので戸外の活動を避けるとともに，紫外線を透過させにくい色物の衣服（長袖），サポーターなどを着用してください．剥がした後も薬が皮膚に残っていますので同様の注意が必要です．
- **アクトス**や**テネリア**は血糖をコントロールしますが，まれに低血糖症状が起こることがあります．特に食事が遅れたり，食事をしなかったり，下痢をしている時などに起こりやすくなります．低血糖症状は血液中のブドウ糖が少なくなるために強い空腹感を感じる，冷や汗が出る，動悸がする，脱力感やめまい，手足のふるえなどです．低血糖症状が現れた場合にはすぐにブドウ糖を摂ってください．
- **ベイスン**は食後血糖値の急激な上昇を抑えます．そのためベイスンは食事の直前にお飲みください．薬の服用を忘れた時は食事の後に服用してもあまり効果が期待できませんので，次回の食前服用から指示通りに服用してください．飲み忘れたからといって一度に2回分を服用しないでください．OD錠ですので舌の上に乗せ，唾液をしみこませ，舌で軽くつぶしてください．唾液のみ（水なし）で服用できます．また，水で服用することもできます．
- **ノルバスク**は血管を拡張させて血圧を下げます．OD錠ですので舌の上に乗せ唾液をしみこませ，舌で軽くつぶしてください．唾液のみ（水なし）で服用できます．また，水で服用することもできます．グレープフルーツ

によってノルバスクの作用が強まることがありますので，同時に摂取するのは避けてください．めまいなどが現れることがありますので，入浴中，歩行中，あるいは階段の昇降中の転倒に注意してください．

理学療法士

- 現在BMI28.5であり，高齢者の基準BMI25以下まで落とそうとすると，体重を7.4kg減量しないといけません．これだけ減らすのは大変ですが，今の体重から5%落とすと膝の痛みなどが減弱するというデータがありますので，この方の場合3kgを落とすように促しましょう．今後，運動しないと介護度が高くなる危険があります．今の生活を維持し，膝の痛みをなくすためにも減量し，運動をしましょう．
- 膝の筋力をつけ，痛みを軽減，基礎代謝を向上させ体重減少を促すために，膝の負荷が少ないスクワットの仕方や（お尻を後ろに突き出すようなスクワット＝膝を前に出さないスクワット），足趾（足の指）などの運動（膝にも良い），エルゴメーターや室内での踏み台昇降運動を通所リハで指導してもらいましょう．

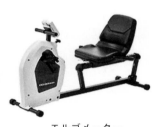
エルゴメーター

- 散歩や墓参りなどコースが決まっているようなので連続して歩行されているなら，少し休憩する場所を決めてみるというのはどうでしょうか．
- 万歩計の活用も有効です．目標歩数を決めてカレンダーに記録し達成感ややる気を起こすようなサポートをご家族にお願いしてみてはいかがでしょうか．
- ご自宅や室内でできることとして，椅子に腰掛け，腿上げを3分×3セット程度行うとかなりの運動量になります．

作業療法士

- もともと，料理を作ることが好きだったようですので，ご家族の訪問時に，調理を行い，家族に振る舞う機会をもってみてはいかがでしょうか．母親として家族内での役割を再認識し，自己効力感が高まる機会にもなります．
- 1人で歩いて行けるスーパーやコンビニを検討してみてはいかがでしょうか？買い物は歩いて行ける距離であれば，シルバーカーを用いることで，ある程度の物品運搬も可能になると思います．少量，頻回に行くようにすることで，まとめ買いを減らし目的をもって歩行機会を増やしていくことにも繋がります．
- 膝関節痛が増強するようであれば，身辺動作における膝関節にかかる負担の軽減を図る必要があります．例えば，床の拭き掃除では，クイックルワイパー®を使用すれば，立位のままで拭き掃除を行うことができます．また，洗濯物干し場を2階ではなく，1階に移すことで階段昇降時の膝関節負担の軽減を図ることができます．

- 万歩計のデータをカレンダーに記載する対策は，本人も視覚的に成果を確認できるのでとても良いと思います．また，他者からのフィードバックもモチベーションの維持・向上のために重要です．
- 浴槽から出る際に力が入らないようですが，上がる際のどのような動作が困難なのでしょうか．下肢の挙上が困難であれば，簀子（すのこ）などで浴槽内の高さを上げることで，跨（また）ぎやすくなります．支持が不安定であれば，手すりの設置を検討すると良いかと思います．その際，どのように跨ぐのかによって手すりの向きが変わります．前屈みになりながら後ろから上げるようであれば，横手すりのほうが支持しやすいですし，身体を起したままで，前から足を上げるのであれば，縦手すりのほうが使いやすくなります．両方を組み合わせたL字型の手すりもありますので，動作に併せて検討する必要があるかと思います．

言語聴覚士

- 近隣とのお付き合いもそれほど積極的ではなかったようですので，なかなかすぐに地域活動に参加することは難しいと思います．これからそのような機会を増やすことは現実的ではないかもしれませんので，家族と定期的に連絡をとっているか，コミュニケーションをとる際に困ることは出てきてないか（見えにくくなった，聞こえにくくなった，話すのが面倒になってきたなど），現在のコミュニケーションの機会が保たれていくかを定期的に見ていくことが良いと思います．

管理栄養士

- 長男・長女さんが来られる時にあわせて調理をされるなどはいかがでしょうか？お孫さんも時には一緒に来てもらって，孤食ではない環境を作られることをお勧めします．
- 糖尿病食の理解を促すために，週2，3回程度の糖尿病食の宅配サービスを利用するのはどうでしょうか．
- 炭水化物のみの食事が一番高血糖になりやすいと思います．間食もタンパク質を含むもの，チーズや卵，牛乳・ヨーグルトを中心にされてみてはいかがでしょうか．
- ご飯を炊いたら，お茶わん1膳ずつラップで包んで冷凍してください．食べる時レンジで温めて食べることができます．おかずも常備菜を作られてはいかがでしょうか．バランスは良くなると思います．
- 間食については砂糖不使用の機能性食品を利用するなど血糖への影響が少ないものを摂取されると良いかと思います．近隣のコンビニでの買い物は可能でしょうか？可能であればコンビニ弁当の選び方，コンビニで買える総菜や野菜を使った工夫など，具体的な指導ができると良いかと思います．

- 週末の買い物については，カロリー制限のレトルト食，小さ目サイズのご飯パック，ダイエット支援食品なども選ぶことお勧めします．
- 週末に購入した食材で週前半を過ごし，週後半は宅配療養食およびコンビニへの買い物で必要な物を購入することで，保存食の買い込みを軽減できるかと思います．

歯科衛生士

- 糖尿病と歯周病はお互い影響し合っています．定期的な歯科受診を行い，口腔環境を整えることで血糖コントロールしやすい環境を作っていきましょう．歯科受診をする際は必ず糖尿病連携手帳を持参してください．
- 平日の家族の通院支援が困難との記載があるため，自宅から歩いて通える歯科医院があれば，そちらに通院していただくのはどうでしょうか．
- 軟らかい食品はどうしても炭水化物が多くなります．義歯を調整し，よく噛んでバランスよく食べることは血糖コントールへもつながります．
- よく噛むことで満足感が上がり肥満防止，脳の活性化にもつながります．食事の時には最初の1口は30回噛むなど，噛むことを意識して食べましょう．
- 両方の奥歯でしっかり噛むことができない人は，両方の奥歯でしっかり噛むことができる人と比較すると転倒リスクが2.5倍というデータがあります．口腔環境を整えることが運動機能にも大きく関わってきます．1年後の目標に向かって，通所リハも利用されるようですので，リハビリテーションを効果的に行うためにも早めの歯科受診をお勧めします．
- 基本チェックリストで口の渇きを気にされているようです．糖尿病の症状の一つに口の渇きがあります．歯みがきをすることで，唾液腺が刺激され唾液の分泌を促します．1日3回毎食後の歯みがき後に頬を膨らませてしっかりブクブクうがいをすることにより，口輪筋，頬などのトレーニングにもなります
- 転倒リスクが高いようですので座って歯みがきすることで安心して歯みがきをすることができます．洗面所に椅子を置くスペースがあれば椅子を置いてみてはいかがでしょうか？食後，食卓で歯みがきをして，うがいのみ洗面所へ移動するのも良いと思います．
- 長女さんの来訪が難しければ，長女さんやお孫さんと電話で話すなどして会話を増やすことも口腔機能低下予防の手助けになると思います．

多職種のアドバイスも参考に
歯科衛生士の助言をしてくださいね．

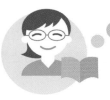

地域ケア個別会議の研修（演習）例

　歯科衛生士は口腔衛生や咀嚼などの食べ方を支援する観点から助言を行います．そのためには専門職として，資料から事例の課題や背景要因を読み解く必要があります．また，多職種が共感する説明やケアマネジャーがケアプランに反映できる具体的な助言を心がける必要があります．そこで，地域ケア個別会議に参加する歯科衛生士の人材育成のための研修が重要となります．研修は知識伝達型の講演ではなく課題解決型のグループワークが効果的です．下記に演習例を紹介します．

演習手順

内　容	時　間	必要品・備考等
1．資料の説明	10分程度	❶利用者基本情報　❷基本チェックリスト ❸課題整理統括表　❹介護予防サービス・支援計画書
2．口腔課題の記入	5〜10分	①ワークシート（各自用）A4
3．多職種からの助言	5分	①多職種の助言
4．グループワーク	20〜30分	①ワークシート（グループ用）A3　②付箋
5．発表・まとめ	グループ×2分	

❶ 資料の説明

　地域ケア個別会議では短時間で資料を読み込み，事例について理解したうえで専門職として助言します．しかし資料を読んで理解するには経験が必要です．演習では本書の事例の中から1つを取り上げて，資料を配布し，時間をとって説明します．

❷ 口腔課題の記入

地域ケア個別会議：ワークシート			
グループ名	参加者名	所属支部名	地域ケア個別会議の参加経験の 有・無
ケアマネからの相談内容・課題			
課題のリストアップ		歯科衛生士が行う助言内容	
どの資料から……どんな課題がみえた		どんな理由で……どんな内容の助言をするか	

　各自がワークシートに，配布資料❶〜❹から読み取った口腔の課題とそれに対する助言内容を考え，記入する．

*口腔に関する知りたい情報があれば事例提供者に「質問したいこと」として書いておくことができる．
*課題と考えた理由についてもメモしておくことを勧める．

❸ 多職種からの助言

　薬剤師・理学療法士・作業療法士・言語聴覚士・栄養士から，事例に対しての助言を読みあげる（または配布する）．事例に対しての多職種の助言を踏まえて，さらに口腔の課題に追加があれば，書き加える．

④ グループワーク

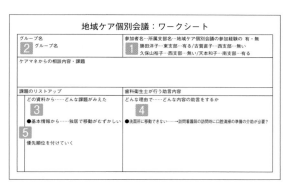

●進め方

1️⃣ グループワークを始める前に自己紹介をして地域ケア個別会議参加経験などを記入する．司会者・記録者・発表者の役割を決める．

2️⃣ グループ名を記載する

3️⃣ どの資料から，どんな課題があるか，意見を出し合う

4️⃣ 3の課題に対して，歯科衛生士としてどのような助言ができるか意見を出し合う．

5️⃣ 課題や助言内容を検討し，優先順位を考え，多職種が納得できるように言葉を選択してまとめる．

●配布資料

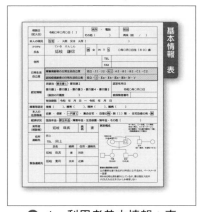

❶-1　利用者基本情報：表

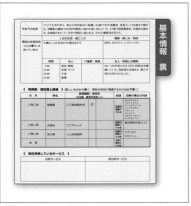

❶-2　利用者基本情報：裏

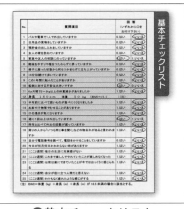

❷基本チェックリスト

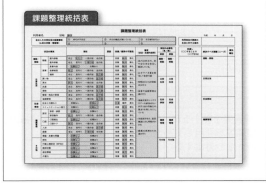

❸課題整理統括表

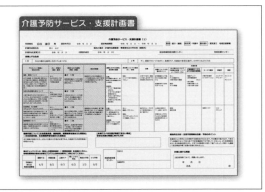

❹介護予防サービス・支援計画書

⑤ 発表・まとめ

　各グループで検討したことを発表する．地域ケア個別会議では各専門職が発言する時間は短いため，2分ほどで発表するように促す．その後，助言例を提示して終了する．

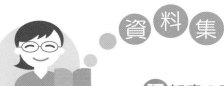

認知症のスクリーニング検査

　認知症のスクリーニング検査は多種類あるが，HDS-RやMMSEはよく使われる．あくまでスクリーニング検査であり，点数で重症度を示すものではない．認知症はMRIやCTなどの脳検査，本人からの生活状況の聞き取り，家族や本人の現在の状況を良く知っている人から話を聞くなどをしてから，総合的に診断される．

長谷川式簡易知能評価スケール（HDS-R）

30点満点中20点以下が認知症疑いとされる．レビー小体型認知症や，前頭葉から萎縮する前頭側頭型認知症の場合，高得点となることがある．

改訂 長谷川式簡易知能評価スケール（HDS-R）

1	お歳はいくつですか？（2年までの誤差は正解）		0 1
2	今日は何年何月何日ですか？ 何曜日ですか？（年月日，曜日が正解でそれぞれ1点ずつ）	年 月 日 曜日	0 1 / 0 1 / 0 1 / 0 1
3	私たちがいるところはどこですか？（自発的にでれば2点，5秒おいて家ですか？病院ですか？施設ですか？のなかから正しい選択をすれば1点）		0 1 2
4	これから言う3つの言葉を言ってみてください．あとでまた聞きますのでよく覚えておいてください．（以下の系列のいずれか1つで，採用した系列に○印をつけておく）1：a）桜 b）猫 c）電車　2：a）梅 b）犬 c）自動車		0 1 / 0 1 / 0 1
5	100から7を順番に引いてください．（100-7は？，それから7を引くと？と質問する．最初の答えが不正解の場合，打ち切る）	(93) (86)	0 1 / 0 1
6	私がこれから言う数字を逆から言ってください．（6-8-2，3-5-2-9を逆に言ってもらう，3桁逆唱に失敗したら，打ち切る）	2-8-6 9-2-5-3	0 1 / 0 1
7	先ほど覚えてもらった言葉をもう一度言ってみてください．（自発的に回答があれば各2点，もし回答がない場合以下のヒントを与え正解であれば1点）a）植物 b）動物 c）乗り物	a: 0 1 2 b: 0 1 2 c: 0 1 2
8	これから5つの品物を見せます．それを隠しますのでなにがあったか言ってください．（時計，鍵，タバコ，ペン，硬貨など必ず相互に無関係なもの）		0 1 2 3 4 5
9	知っている野菜の名前をできるだけ多く言ってください．（答えた野菜の名前を右欄に記入する．途中で詰まり，約10秒間待ってもでない場合はそこで打ち切る）0～5=0点，6=1点，7=2点，8=3点，9=4点，10=5点		0 1 2 3 4 5
		合計得点	

出典：大塚俊男，本間昭監修：高齢者のための知的機能検査の手引き，ワールドプランニング，東京（1991）．

MMSE（Mini Mental State Examination）

23点以下が認知症疑い．

	質問		得点
1 (5点)	今年は何年ですか？	年	0 1
	今の季節は何ですか？	季節	0 1
	今日は何曜日ですか？	曜日	0 1
		月	0 1
	今日は何月何日ですか？	日	0 1
2 (5点)	この病院の名前は何ですか？	病院	0 1
	ここは何県ですか？	県	0 1
	ここは何市ですか？	市	0 1
	ここは何階ですか？	階	0 1
	ここは何地方ですか？	地方	0 1
3 (3点)	物品名3個（桜、猫、電車）※1秒間に1個ずつ言う。その後、被験者に繰り返させる。正答1個につき1点を与える。3個全て言うまで繰り返す(6回まで)		0 1 2 3
4 (5点)	100から順に7を引く（5回まで）。	93 / 86 / 79 / 72 / 65	0 1 / 0 1 / 0 1 / 0 1 / 0 1
5 (3点)	設問3で提示した物品名を再度復唱させる。		0 1 2 3
6 (2点)	（時計を見せながら）これは何ですか？		0 1
	（鉛筆を見せながら）これは何ですか？		0 1
7 (1点)	次の文章を繰り返す「みんなで、力合わせて綱を引きます」		0 1
8 (3点)	（3段階の命令）「右手にこの紙を持ってください」		0 1
	「それを半分に折りたたんで下さい」		0 1
	「それを私に渡してください」		0 1
9 (1点)	（次の文章を読んで、その指示に従って下さい）「右手をあげなさい」		0 1
10 (1点)	（何か文章を書いて下さい）		0 1
11 (1点)	（次の図形を書いて下さい）		0 1
合計			/30

障害高齢者の日常生活自立度

ランク		状　況
生活自立	J	何らかの障害等を有するが，日常生活はほぼ自立しており独力で外出する 1　交通機関等を利用して外出する 2　隣近所へなら外出する
準寝たきり	A	屋内での生活は概ね自立しているが，介助なしには外出しない 1　介助により外出し，日中はほとんどベッドから離れて生活する 2　外出の頻度が少なく，日中も寝たり起きたりの生活をしている
寝たきり	B	屋内での生活は何らかの介助を要し，ベッド上での生活が主体であるが，座位を保つ 1　車椅子に移乗し，食事，排泄はベッドから離れて行う 2　介助により車椅子に移乗する
	C	1日中ベッド上で過ごし，排泄，食事，着替えにおいて介助を要する 1　自力で寝返りをうつ 2　自力では寝返りもうてない

認 知症高齢者の日常生活自立度

ランク	判断基準	行動・症状の例
I	何らかの認知症を有するが，日常生活は家庭内，及び社会的にはほぼ自立している	
II	日常生活に支障を来たすような症状．行動や意思疎通の困難さが多少見られても，誰かが注意していれば自立できる	
IIa	家庭外で上記IIの状態が見られる	たびたび道に迷うとか，買い物や事務，金銭管理等，それまでできていたことにミスが目立つ等
IIb	家庭内でも上記IIの状態が見られる	服薬管理ができない，電話の対応や訪問者との応対等，一人で留守番ができない等
III	日常生活に支障を来たすような症状・行動や意思疎通の困難さが見られ介護を必要とする	
IIIa	日中を中心として上記IIIの状態が見られる	着替え，食事，排便，排尿が上手にできない，時間がかかるやたらに物を口に入れる，物を拾い集める，徘徊，失禁，大声，奇声をあげる，火の不始末，不潔行為，性的異常行為等
IIIb	夜間を中心として上記IIIの状態が見られる	IIIaと同じ
IV	日常生活に支障を来たすような症状・行動，意思疎通の困難さが頻繁に見られ，常に介護を必要とする	IIIと同じ
M	著しい精神症状や周辺症状あるいは重篤な身体疾患が見られ，専門医療を必要とする	せん妄，妄想，興奮，自傷・他害等の精神症状や精神症状に起因する周辺症状が継続する状態等

Ａ DLとIADL

ADL（activity of daily living）：日常生活動作

IADL（instrumental activity of daily living）：手段的日常生活動作

ADL	
基本的日常生活動作 （BADL＝basic ADL）	手段的日常生活動作 （IADL＝instrumental ADL）
食事やトイレ，入浴や整容，さらに移動などといったような，私たちが日常生活の中でごく当たり前に行っている習慣的行動	日常生活動作（BADL）の次の段階を指し，日常生活上の複雑な行動
食事 更衣 整容 トイレ 入浴	電話使用 買い物 移動 服薬管理 財産の取り扱い・管理 食事の準備 家事（清掃，身の回りの片づけなど） 洗濯

ケ アマネジャーのための口腔アセスメント (p.16基本チェックリスト詳細版)

基本チェックリスト[1.はい]に〇が付いた場合は詳細な聞き取りをお願いいたします.

咀 嚼　⑬半年前に比べて固いものが食べにくくなりましたか	1.はい 0.いいえ

両方の奥歯で噛めますか?　　　　　　　　□両方噛める　□片方のみ　□両方噛めない
グラグラしている歯がありますか?　　　　□ない　□ある
昔は食べていたのに,食べられなくなった食べ物がありますか?　　　　□ない　□ある
入れ歯を使用していますか?
上:□使用している　□使用していない　□あるが使用していない(総義歯・部分義歯)
下:□使用している　□使用していない　□あるが使用していない(総義歯・部分義歯)

嚥 下　⑭お茶や汁物等でむせることがありますか	1.はい 0.いいえ

食べこぼしをしたりすることがありますか?　　　□ない　□ある
食べた後,声がかすれることはありませんか?　　　□ない　□ある

乾 燥　⑮口の渇きが気になりますか	1.はい 0.いいえ

舌がヒリヒリ(ピリピリ)するような痛みはありませんか?　　□ない　　　□ある
口内炎ができやすいですか?　　　　　　　　　　　　　　□できない　□できやすい

観 察	

会話中に入れ歯がパカパカと外れたりしていないですか?　□していない　□している
滑舌は良いですか?　　　　　　　　　　　　　□良い　□聞き取りにくい　□悪い
鼻声になっていませんか?　　　　　　　　　　□鼻声ではない　□鼻声
会話中に強い口臭がありませんか?　　　　　　□ない　□ある

その他(　　　　　　　　　　　　　　　　　　　　　　　　　　　　　　　)

知 っておきたい検査データ

項目	基準値	異常で疑う疾患(↑:基準値より高値/↓:基準値より低値)
WBC:白血球数	4000〜9700/μL	↑感染症,炎症,白血病など
RBC:赤血球数	M438〜577, F376〜516×104/μL	↑多血症,脱水など ↓貧血,出血など
Hb:ヘモグロビン	M13.6〜18.3 g/dL, F11.2〜15.2 g/dL	
Ht:ヘマトクリット	M40〜48%, F38〜42%	

項目	基準値	異常で疑う疾患(↑:基準値より高値/↓:基準値より低値)
MCV:平均赤血球容積	82～99 fL	小球性低色素性貧血(MCV＜80,MCHC＜31),正球性正色素性貧血(MCV＝80～100,MCHC＝32～36),大球性正色素性貧血(MCV＞100,MCHC＝32～36)
MCH:平均赤血球血色素量	27～32 pg	
MCHC:平均赤血球血色素濃度	32～36%	
PLT:血小板数	12～41×104/μL	↓特発性血小板減少性紫斑病,肝硬変など
TP:総蛋白	6.5～8.2 g/dL	↑脱水など↓低栄養,肝疾患,腎疾患など
ALB:アルブミン	3.7～5.5 g/dL	↑脱水など↓低栄養,腎疾患など
A/G:アルブミングロブリン比	1.30～2.00	↓肝疾患,腎疾患など
T-Bill:総ビリルビン	0.3～1.2 mg/dL	↑黄疸
AST(GOT)	10～40 IU/L	↑肝疾患,心筋梗塞など
ALT(GPT)	5～45 IU/L	↑肝疾患
ALP:アルカリフォスフォターゼ	成人80～260 IU/L,学童122～482 IU/L	↑肝疾患,骨疾患など
LDH:血清乳酸脱水素酵素	230～460 IU/L	↑肝疾患,心筋梗塞,筋肉の炎症など
CH-E:コリンエステラーゼ	200～500 IU/L	↑ネフローゼ症候群など↓肝疾患
γ-GTP:ガンマジーティーピー	M50 IU/L以下,F30 IU/L以下	↑肝疾患(アルコール性・薬物性肝障害)胆道疾患など
FBS:空腹時血糖	70～110 mg/dL	↑糖尿病
HbA1c:グリコヘモグロビン	4.5～5.8%	
T-Cho:総コレステロール	128～219 mg/dL	脂質異常症
HDL-C:HDLコレステロール	41～96 mg/dL	
non-HDL-C:non-HDLコレステロール	90～149 mg/dL	
T-G:中性脂肪	50～150 mg/dL	
UA:尿酸	7.0 mg/dL以下	↑痛風,腎疾患など
BUN:尿素窒素	7～23 mg/dL	↑腎不全,脱水など
Cr:クレアチニン	0.6～1.3 mg/dL	↑腎機能障害↓筋ジストロフィーなど
Na:ナトリウム	135～145 mEq/L	↑脱水,過度の発汗など↓副腎機能不全など
K:カリウム	3.5～5.0 mEq/L	↑腎不全,副腎機能不全など↓下痢・嘔吐など
Fe:血清鉄	M60～210 μg/dL,F50～170 μg/dL	↑溶血性貧血,再生不良性貧血など↓鉄欠乏性貧血
CRP:C反応性蛋白	0.3 mg/dL以下	↑炎症,感染症など
RA:リウマチ因子	20 IU/mg以下	↑リウマチなど
ASO	200 IU/mL以下	↑A群溶連菌感染症

注:検査機関により基準値は異なることがあります.

参考文献

1) 厚生労働省：介護予防活動普及展開事業（平成28年度〜）市町村向け手引きver.1.
〈https://www.mhlw.go.jp/file/06-Seisakujouhou-12300000-Roukenkyoku/0000169398.pdf〉
2) 一般財団法人長寿社会開発センター：地域ケア会議運営マニュアル．平成25年3月．
3) 尾上尚志ほか監修：病気がみえる vol.7　脳・神経．メディックメディア，東京，2014.
4) 日本歯科衛生士会監修：歯科衛生士のための摂食嚥下リハビリテーション 第2版．医歯薬出版，東京，2019.
5) 日本歯科衛生士会：臨地実習　講義・実習習得表　有病者領域Ⅰ（脳卒中・心疾患・糖尿病）．日本歯科衛生士会，2014.
6) 日本歯科衛生士会：臨地実習　講義・実習習得表　有病者領域Ⅱ（がん・精神疾患）．日本歯科衛生士会，2015.
7) 厚生労働省：介護予防活動普及展開事業 専門職向け手引き（Ver.1）．株式会社三菱総合研究所，平成29（2017）年3月．
〈https://www.mhlw.go.jp/file/06-Seisakujouhou-12300000-Roukenkyoku/0000179799.pdf〉
8) 厚生労働省：認知症施策の総合的な推進について―認知症の主な原因疾患―．令和元年6月．
〈https://www.mhlw.go.jp/content/12300000/000519620.pdf〉
9) 柴崎浩一監修，藤井一維編著，宮脇卓也，福田謙一，山口秀紀著：歯科医院のための全身疾患医療面接ガイド 改訂版．メディア，東京，2019.
10) 和気裕之，依田哲也監修：有病者歯科治療ハンドブック　医科×歯科．デンタルダイヤモンド，東京，2020.
11) 藤井一維監修，山口秀紀編著：歯科衛生士パスポート＋Web〔全身疾患医療面接編〕．メディア，東京，2016.
12) 日本糖尿病学会編著：糖尿病治療ガイド2020-2021．文光堂，東京，2020.

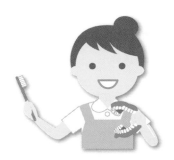

歯科衛生士のための
地域ケア会議必携マニュアル 第2版　　ISBN978-4-263-42292-2

2017 年 11 月 10 日　第 1 版第 1 刷発行
2019 年 3 月 20 日　第 1 版第 2 刷発行
2021 年 5 月 20 日　第 2 版第 1 刷発行

監　修　公 益 社 団 法 人
　　　　日本歯科衛生士会

編　者　秋 野 憲 一 ほか

発行者　白　石　泰　夫

発行所　医歯薬出版株式会社

〒 113-8612 東京都文京区本駒込 1-7-10
TEL.（03）5395-7638（編集）・7630（販売）
FAX.（03）5395-7639（編集）・7633（販売）
https://www.ishiyaku.co.jp/
郵便振替番号 00190-5-13816

乱丁，落丁の際はお取り替えいたします　　　　　　印刷・真興社／製本・愛千製本所